食べトレ式

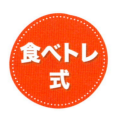

子どもの才能を引き出す 2ステップレシピ

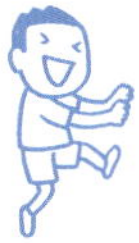

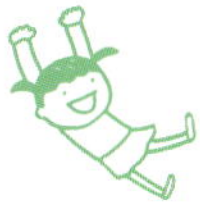

一般社団法人
食べるトレーニングキッズアカデミー協会 代表理事
食べかた研究家

ギール里映

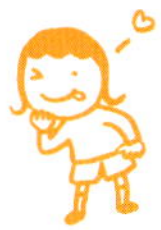

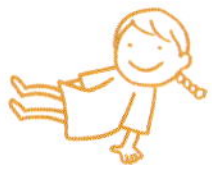

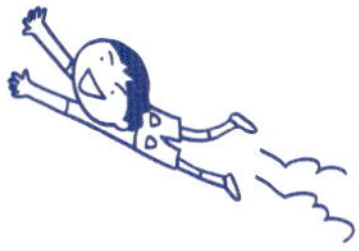

サンルクス

はじめに

本書を手にとっていただき、ありがとうございます。私は、食べトレ協会代表理事のギール里映と申します。私たちの協会では、食のチカラを使いこなし、自らの夢を叶《かな》える子どもたちを育成することを理念としています。

そうなんです。本書は単なる「時短レシピ本」ではないのです。こちらでご紹介する料理は、驚くほど簡単につくれて、子どもたちのチカラを引き出すメニューばかり。毎日普通に食べるだけで、子どもたちの能力がみるみる伸びるとしたら、ちょっと試してみたいと思いませんか。

- 料理が苦手。食べることは好きだけど、自分でおいしくつくれない。
- 子どもが少食、偏食で困っている。

- □ アトピー、喘息《ぜんそく》、風邪をひきやすいなど健康面で気になることがある。
- □ 怒りっぽい、引っ込み思案など、性格面で心配なことがある。
- □ 健康にいい食事を作りたいが、情報がありすぎてわからない。
- □ 手間をかけずにおいしいご飯をつくりたい。
- □ 過去にマクロビオティックなどの食事法に挑戦して挫折したことがある。
- □ 子どもの能力を伸ばしたい。

このなかに一つでもチェックが入っていたら、本書はきっとお役に立つと思います。「そんなに簡単なわけがない」「食育って面倒でしょ」と思っているお母さんにこそ、読んでいただきたいと思っています。

子どもは食べ物が変われば、カラダは必ず変わります。カラダが変われば、ココロも変わります。ココロが変われば未来が変わります！

私がギール里映です！

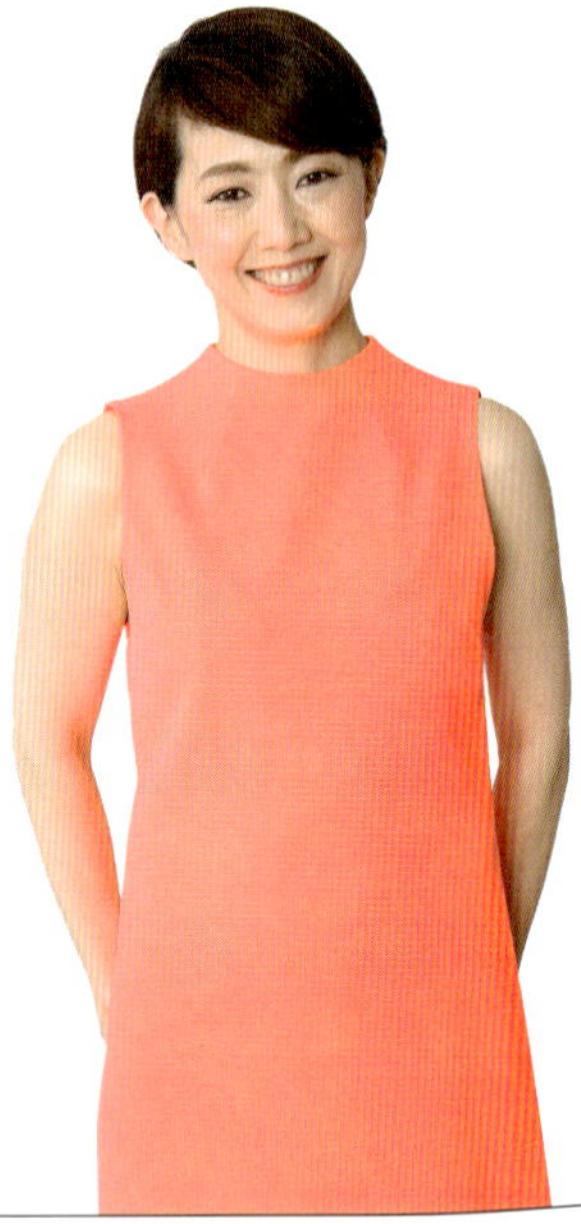

京都生まれ。実家は、祖父の代から京料理店を営む。父が胃がんになったのをきっかけに、食の大切さに気づく。自らも、医師がさじを投げるほど原因不明の不妊を食事の力で自然妊娠。2014年、オーガニックショップ「ギールズ」をオープン。2018年、子どもたちが自らの夢に向かって突進できるココロとカラダを「食のチカラ」で創っていくことを目的とした「一般社団法人　食べるトレーニングキッズアカデミー協会」を設立。現在は、イギリス人の夫と息子との３人暮らし。

ギール里映

一般社団法人　食べるトレーニングキッズアカデミー協会（食べトレ）代表理事

食べかた研究家

- KIJ, KIX 認定マクロビオティックインストラクター
- リマクッキングスクール認定メディカルシェフ
- マクロビオティック望診法指導士プロフェッショナル
- １級フードアナリスト
- 食育インストラクター
- ブレインフードマイスター講師
- ヨガアライアンス RYT200 養成講座講師
- 分子栄養学エキスパート
- アスリートフードマイスター

もくじ

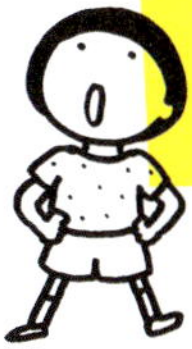

Chapter 1 食べトレって何？

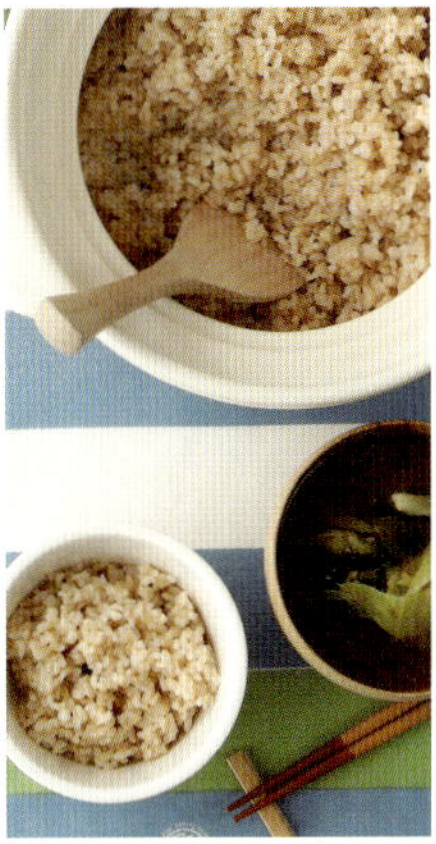

Chapter 2 さあ食べトレをはじめよう 基本

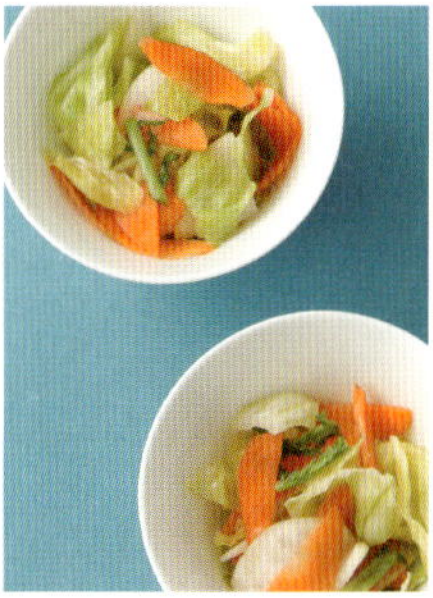

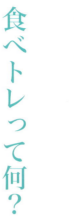

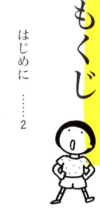

Chapter 3
春のレシピ

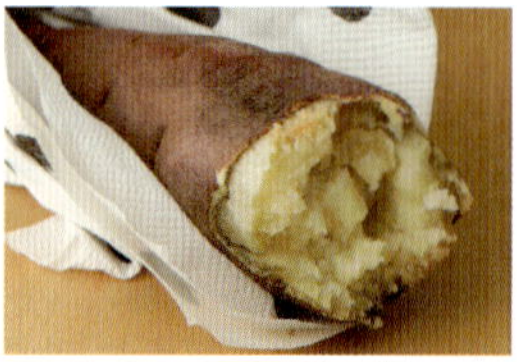

Chapter 4
夏のレシピ

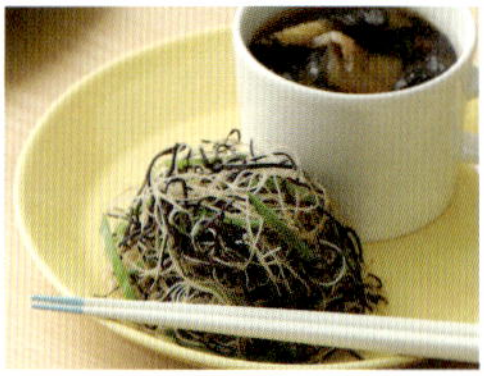

Chapter 5
土用のレシピ

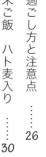

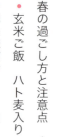

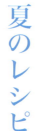

Chapter 6

秋のレシピ

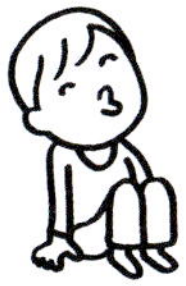

Chapter 7

冬のレシピ

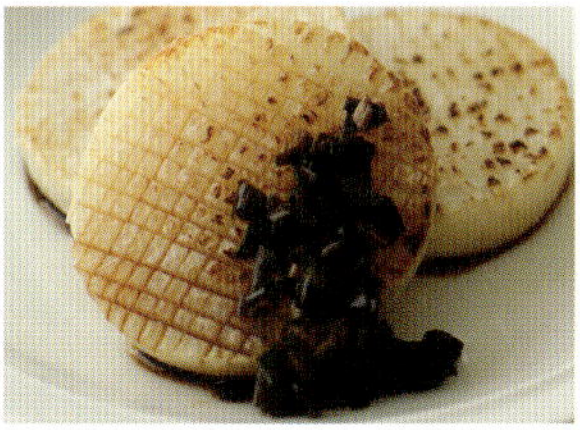

食べトレコラム

体験コラム　みるみる元気

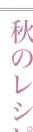

Chapter 8

おやつのレシピ

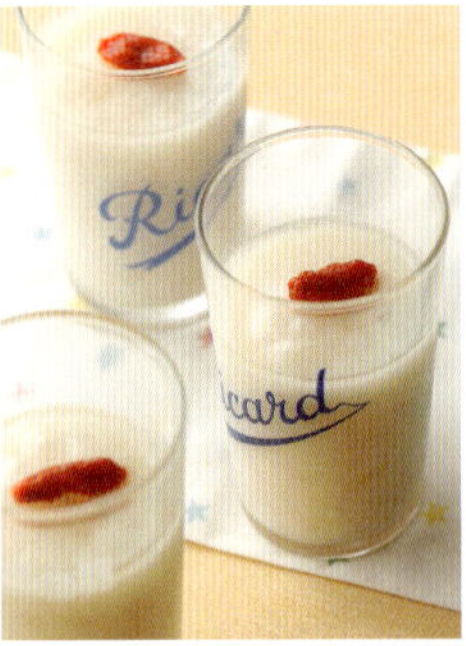

インストラクターレシピ

Chapter 1

食べトレって何？

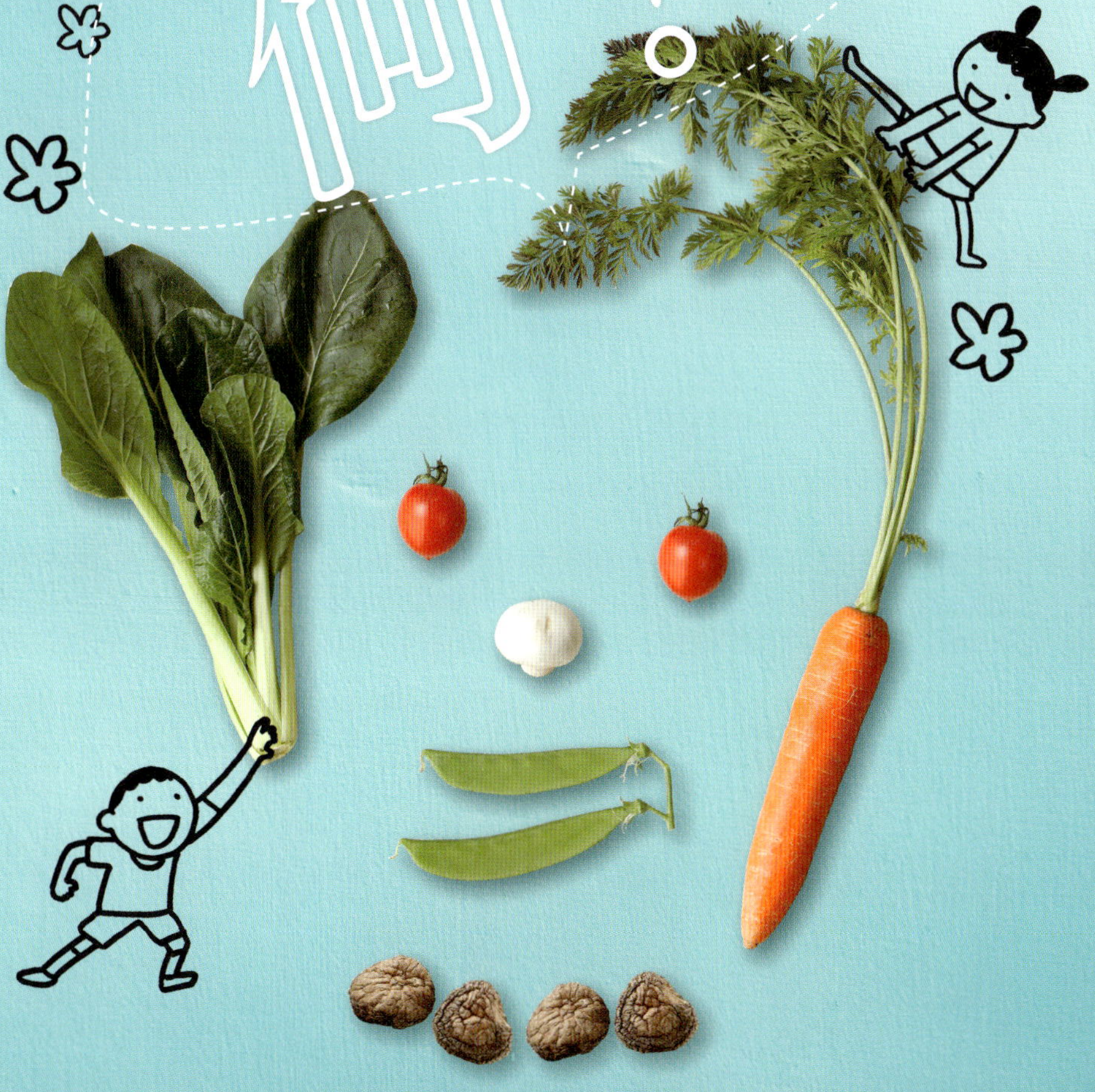

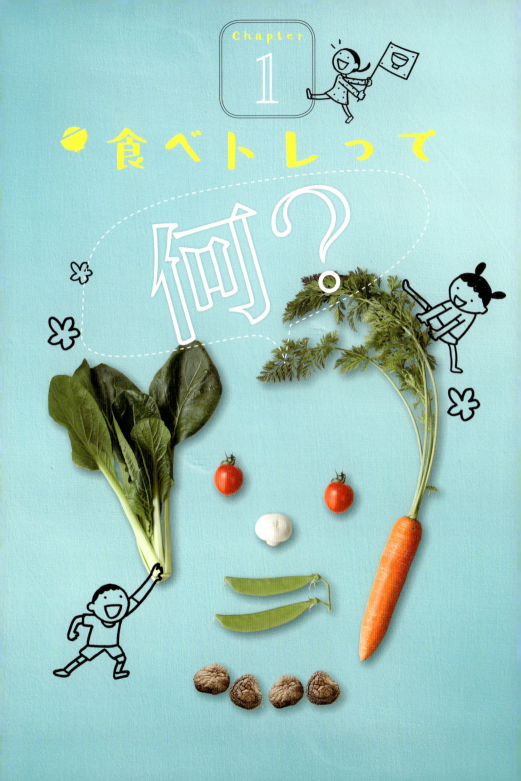

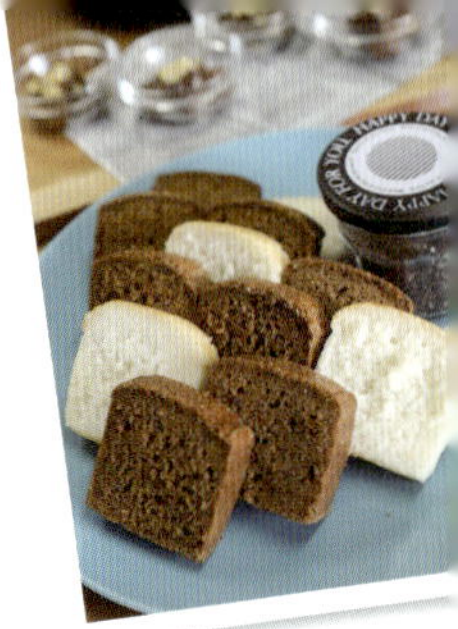

食べトレとは

今のお母さんたちは、見えない敵と戦っているように感じています。子どもの食事は大事だとわかっている。本を読むと栄養素はどれをとらなくてはダメだと書いてある。料理好きのお母さんはがんばってつくるけれど、料理が苦手なお母さんは、まずそこで脱落する。それでレトルト食品や市販の総菜に走ってしまう。料理が得意なお母さんでも、つくっても子どもが食べないと悩む——。

真面目なお母さんたちは、好き嫌いなく何でも食べられる子にしなければ母親失格だと思ってしまいがち。がんばって毎日いろいろな食事を出すけれど、子どもは食べない。どうしたらいいのかわからなくなってしまうのです。

よく一汁三菜がいいですよ、と食育の本には書いてありますが、それが食べすぎになっている場合があります。もちろん、栄養をとることはとても大事です。でも最低限必要な栄養素を確保しさえすれば、一汁三菜ではなくても大丈夫。あ

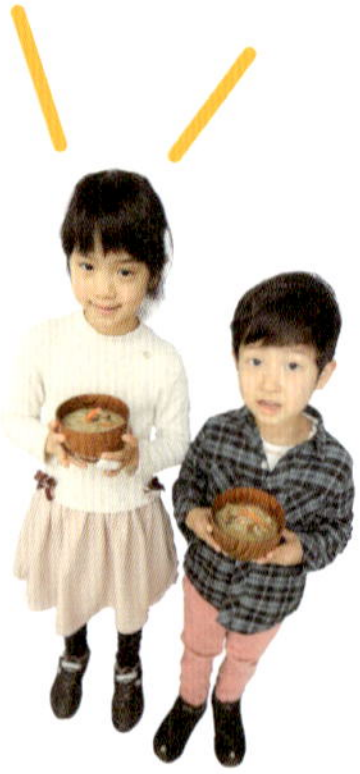

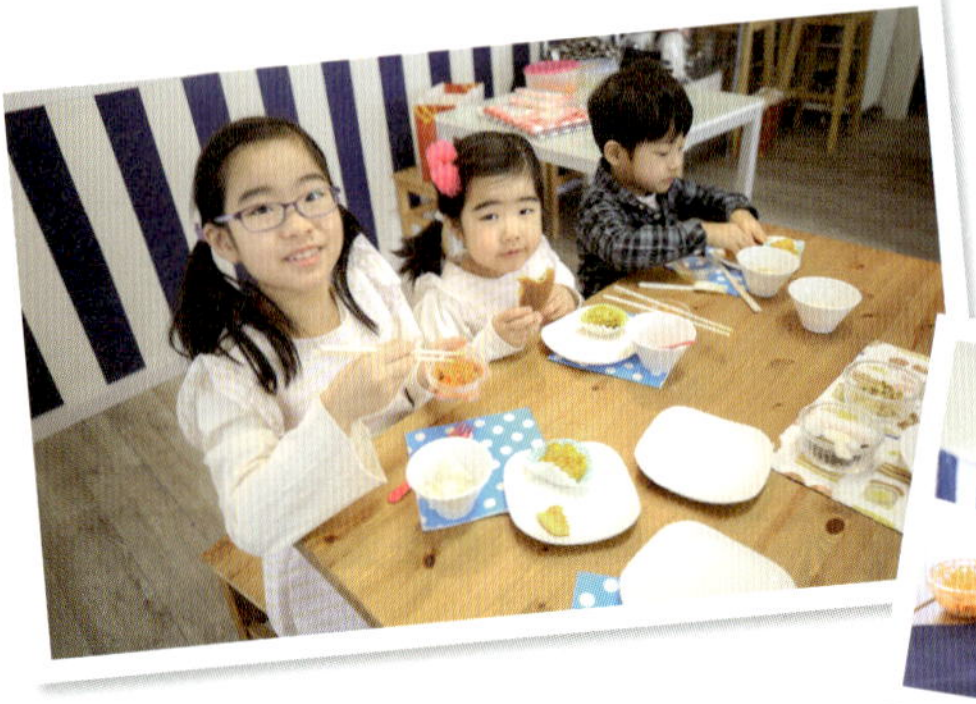

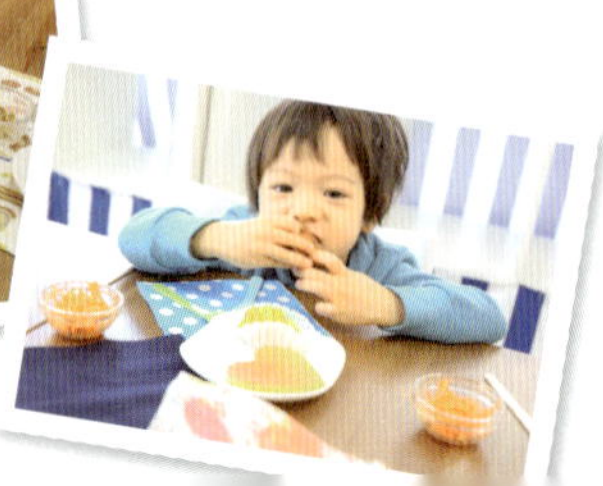

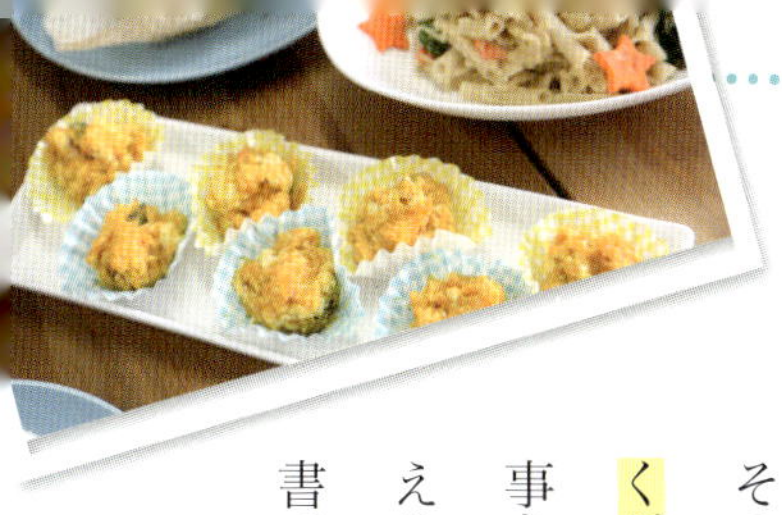
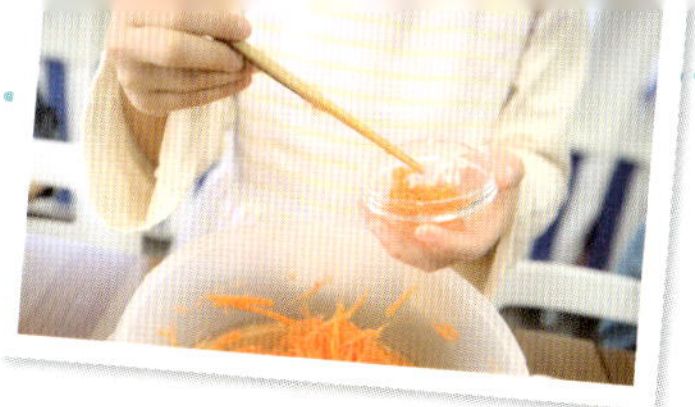

とは子どもの成長に合わせればいいのです。あれもこれもではなく、その子が必要としているものは何かということがわかって食事を作ったほうがいいですよね。

食べトレの基本は、玄米ご飯と味噌汁を中心に食べること、たったこれだけです。最低限必要な栄養素は玄米ご飯と味噌汁だけでほぼとれてしまいますから、それ以外のものはおまけだと考えれば「今日は無理に食べなくてもよい」と余裕をもてるようになります。玄米を食べることによって、ココロが落ちつきカラダが元気になります。そうなることでカラダは本来の機能を取り戻していきます。

食べトレの考えは東洋医学をベースにしています。東洋医学の陰陽《いんよう》五行《ごぎょう》論は、日本に西洋医学が入ってくるまで、日本をはじめアジア圏を支えていた理論です。その要素を毎日の食事にとり入れ、今していることを、ほんの少し変えていただくだけで、たくさんのお子さんに変化が現れました。「食事制限はしません」「食事を選べるようになることが大事」「健康だけではなく、その先の未来のことも考える」が食べトレの目指すところ。誰でも実践できる、簡単な方法と調理法を本書でご紹介したいと思います。

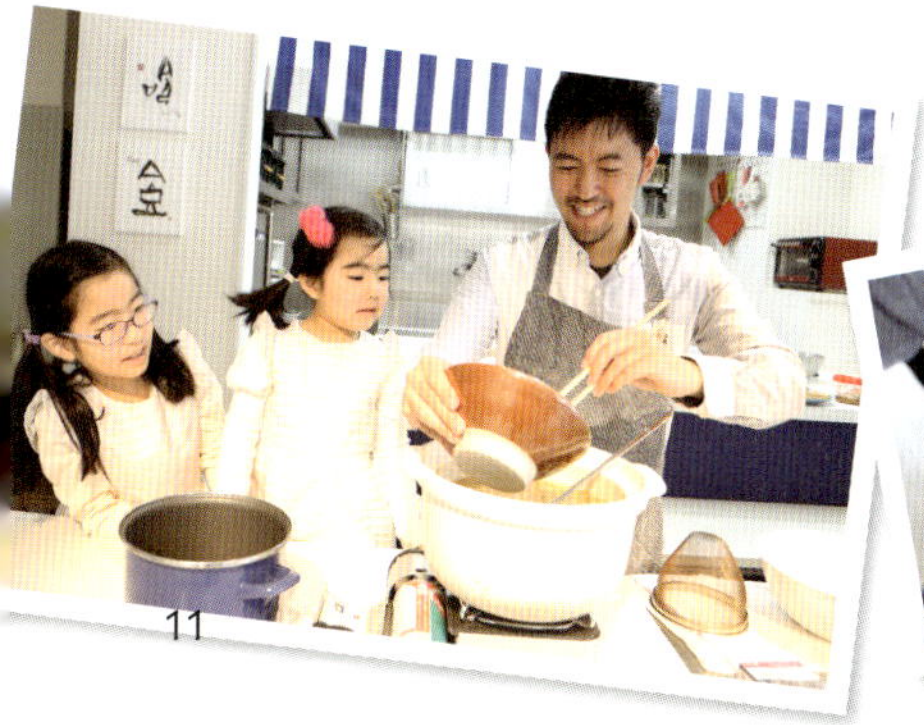
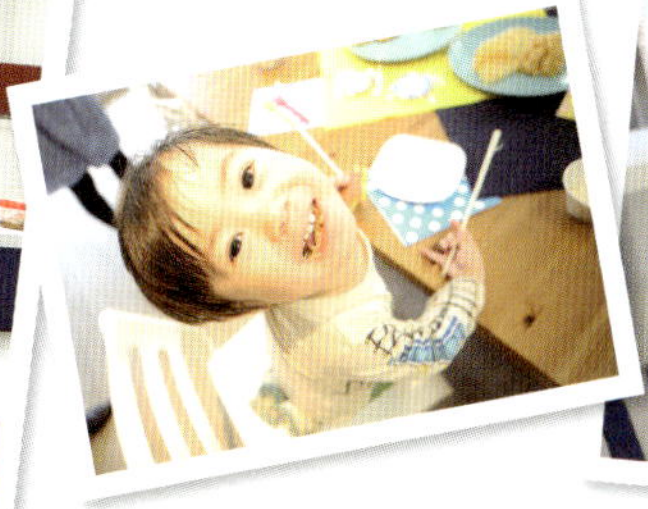
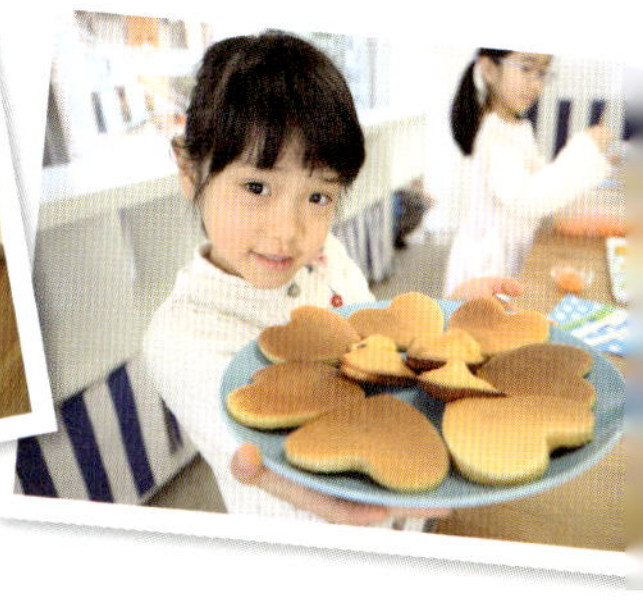

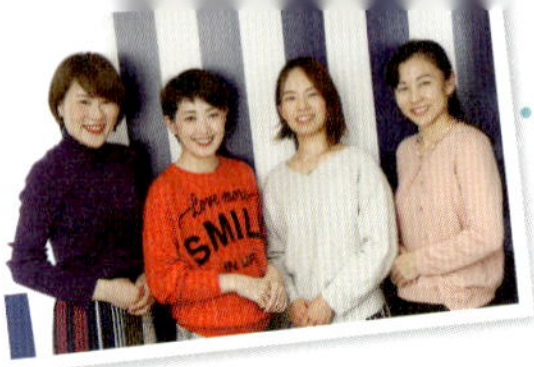

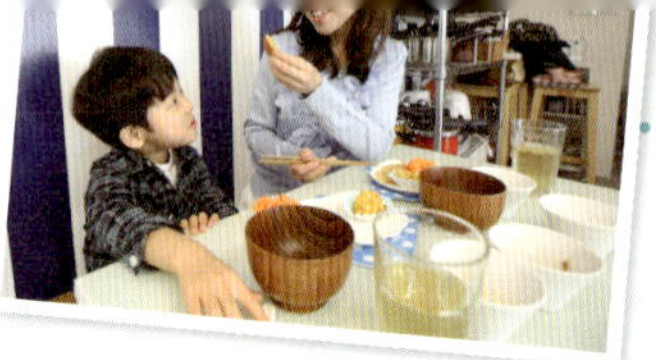

よく「バランスよく食べなさい」と言いますが、このバランスって一体どんなことを意味しているのでしょう。偏食はダメと言われています。しかし、偏食はお子さんの体調を表すサインなのです。大人になれば「昨日は外食だったから、今日は自炊して野菜を中心に」といったふうに頭で考えて食べることができるようになりますが、子どもは頭では食べません。本能で食べます。偏食をよく理解して、わが子に合った食べものを選ぶようにしていくと、いずれは食べるようになるのですから、お母さんは偏食に悩まなくても大丈夫。そこで悩むよりも、お子さんが食べているところをよく見て、「今、子どもはこういうものが欲しい。つまりこういう体調なのかな」と観察してほしいと思います。すごく寒そうにしているのに「野菜を食べなさい」とカラダを冷やしてしまう生野菜のサラダを出すのは、ちょっと不自然な感じがします。お母さんが、体調を表すサインを日常のなかで簡単にわかるようになったら、お子さんはきっと変わっていくと思います。そしてお母さんも、とても楽になるはずです。

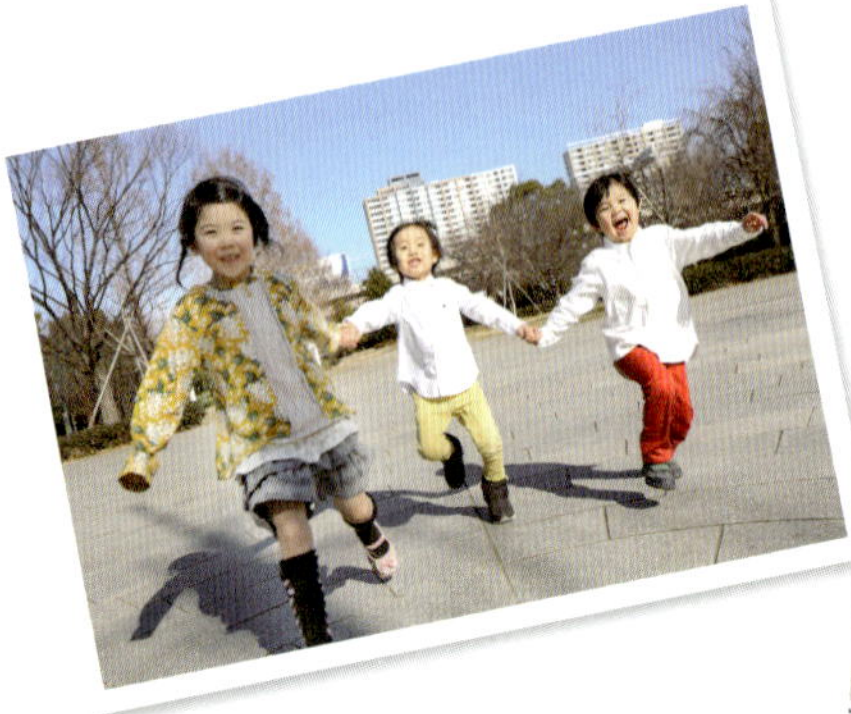

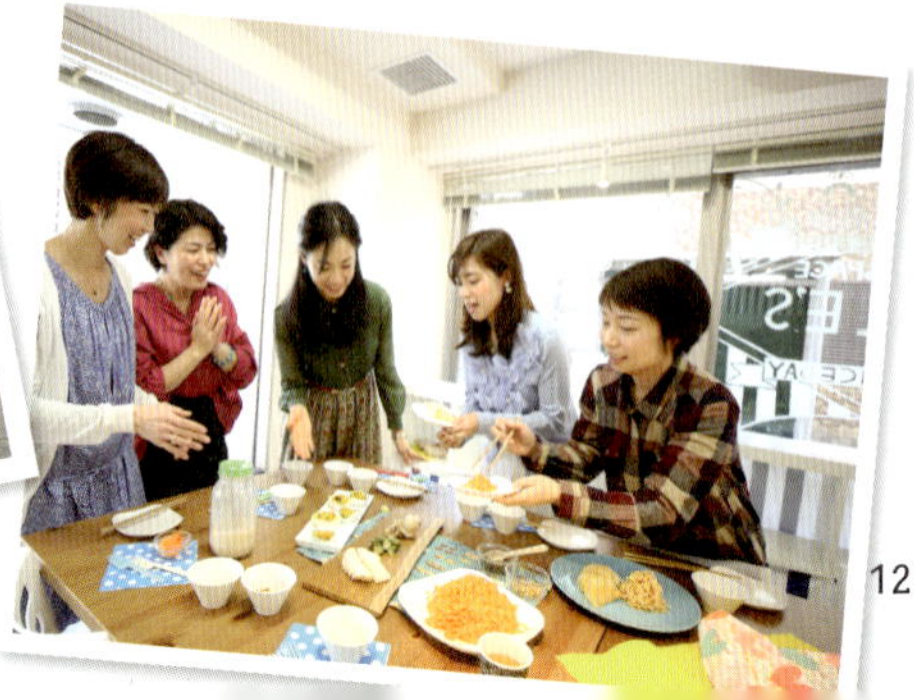

食べトレ５つのチカラ診断

「子どもたちをよく見ていても体調を知るのって難しい」という方たち向けに、チェックシートをつくりました。次のそれぞれの質問に答えるだけで、お子さんがどんな体調で、どのチカラが不足しているのかが簡単にチェックできます。

3

□ご飯は白米を食べさせている
□食べても食べても食べ続けている
□甘いものが大好きで、お菓子を食べさせている
□上唇が荒れている / 膨らんでいる / 唇の際がぼんやりしている
□すべての行動がのろい
□おどおどしている
□ストレスに弱い
□心配で悩んでいることが多い

８問中 □ 問

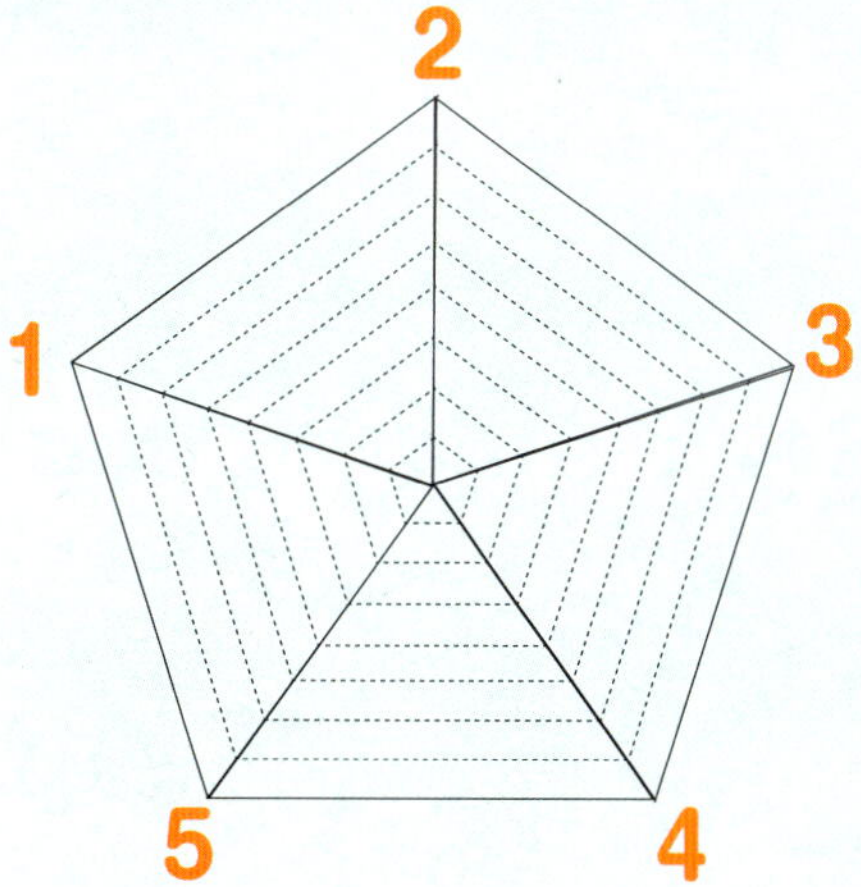

4

□パンやクッキーが好き
□乳製品をよく食べる
□鼻水が出やすい
□咳やたんが出やすい
□肌がカサカサする
□便秘または下痢がある
□嘘をつく
□よく、ぐずる

８問中 □ 問

1

□加工品、冷凍食品を多く食べさせている
□市販のおやつ、スナック菓子をよく食べさせている
□他の子と比べて食べ過ぎている気がする
□目が悪い（近視・遠視・疲れ目など）
□爪が割れやすい
□貧乏ゆすりをする
□イライラして怒りっぽい
□落ち着きがない

８問中 □ 問

5

□塩味のものが多い
□薄味すぎる
□水分をたくさん取りすぎる
□甘いものをたくさん食べさせている
□虫歯がある
□髪の毛の寝癖がすごい
□なかなか物事を決められない
□人見知りをする（引きこもり）

８問中 □ 問

2

□焦げた肉をよく食べさせている
□揚げ物をよく食べさせている
□市販のスナック菓子をよく食べる
□汗をよくかく
□夜眠れていないようだ
□すぐに息が切れる
□体温が低い
□何をやっても無関心で感動しない

８問中 □ 問

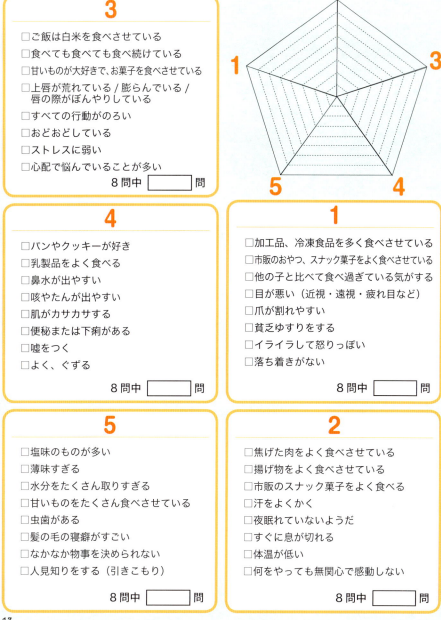

食べトレ5つのチカラ診断結果

チェックポイントの一番多いところが、お子さんの欠けているチカラです。
食べトレの基本 ＋ 季節のレシピ ＋ 5つのチカラ診断結果 を意識してとり入れてみましょう。

1 集中力がないタイプ

肝臓に負担がかかっています。肝臓の力が弱ると怒りの感情を生み、イライラして落ち着かなくなります。肝臓は体内に入ってきた食べ物をデトックスする場所ですが、その量が多すぎると対処できません。食べすぎないようにしましょう。

2 好奇心が湧かないタイプ

心《しん》と小腸の働きが弱いのがこのタイプです。東洋医学で心と小腸の役割は、腸でつくった血液を心臓というポンプで全身に送っています。これらの臓器に負担がかかっているお子さんは貧血や低血圧があり元気がありません。腸の機能や心臓の機能にいいものを取り入れて血液循環をよくしましょう。

3 やる気がないタイプ

胃と脾《ひ》が弱っているのがこのタイプです。胃は食べたものを最初に受け止めて消化を始める臓器。ここはやる気の生産工場でもあります。この機能が落ちるとお子さんのやる気が出ません。腹が据わるという言葉があるように、お米（特に玄米）でやる気エネルギーをチャージしましょう。

4 精神力が弱いタイプ

肺と大腸が関係しています。この二つは体外に余分なものを排出する機能をもっており、どちらも外気にふれることができる臓器です。このバリア機能が落ちるとウイルスが侵入しやすくなります。また便秘や喘息《ぜんそく》をもっているお子さんは、このタイプです。排出を助ける食材をしっかり食べましょう。

5 基礎体力がないタイプ

腎と膀胱《ぼうこう》が弱ると、スタミナがなく疲れやすくなります。東洋医学でいう生命エネルギーの源は腎臓ですが、西洋医学でも腎臓は、負担がかかっていることがわかりづらい臓器です。しっかり休養をとったり、ミネラルをとることで腎をサポートしてあげましょう。

Chapter 2

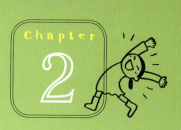

さあ食べトレをはじめよう

基本

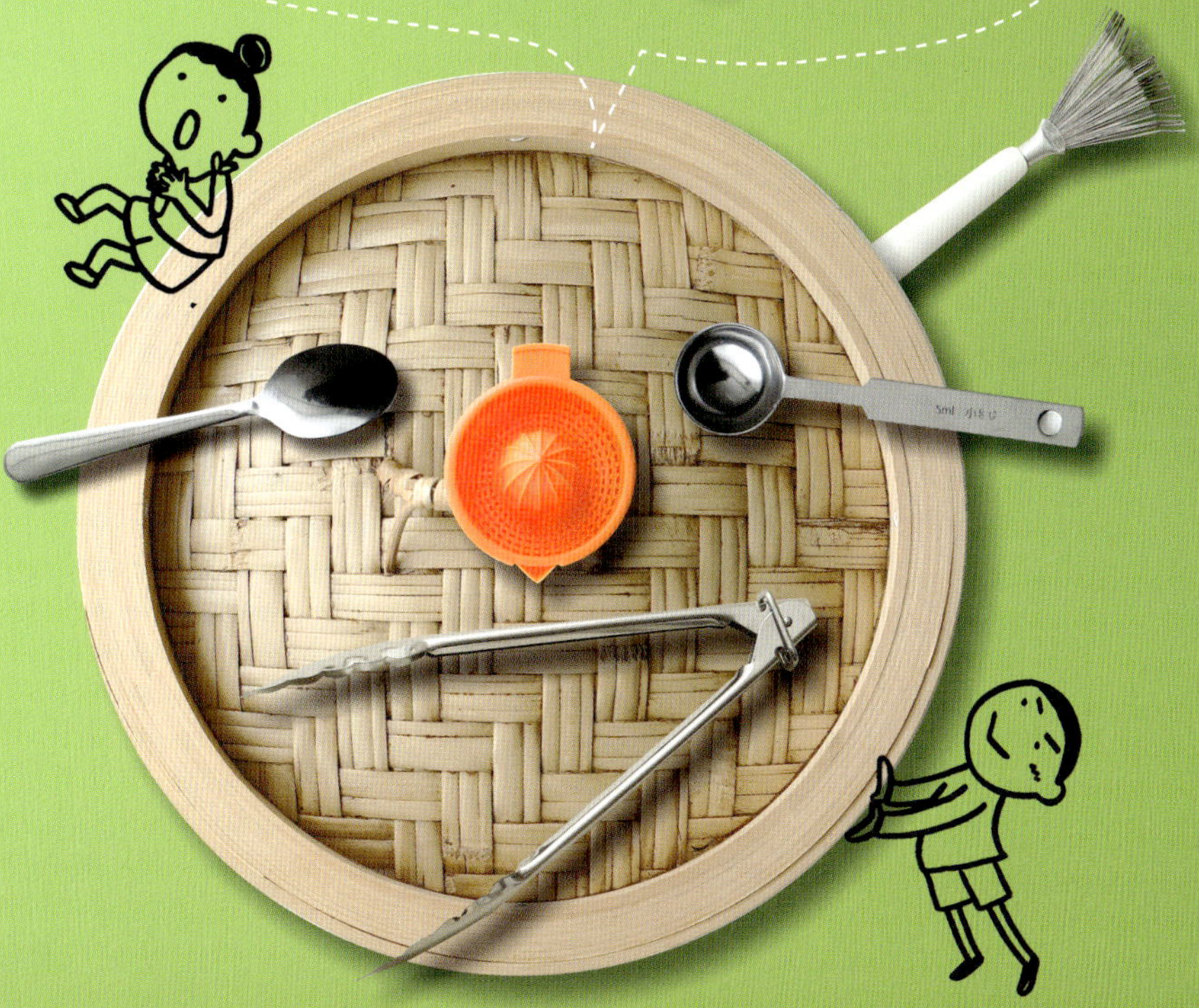

食べトレ基本の き

食べトレの基本の食事、それは「玄米」と「味噌汁」です。玄米はビタミン・ミネラル・食物繊維を豊富に含む完全栄養食。そこに高栄養でデトックス効果のある味噌汁を毎日食べていれば、最低限必要とされる栄養素が摂取できるからです。

栄養があるのはわかっていても玄米は、ぼそぼそっとして消化が悪いから苦手という方もいらっしゃるでしょう。でも大丈夫。玄米の消化が悪いと言われるゆえんは、炊き方がよくない場合がほとんどですからこれからご紹介する方法で炊けば、驚くほどもっちりとした食感を味わえます。

また、よく嚙んで食べることで玄米の栄養素を無駄なく吸収でき、満腹感も得られます。そこに味噌汁が加われば季節の野菜なども気軽に取り入れられます。

和食の基本は「一汁三菜」といわれていますが、玄米と味噌汁をとっていれば「一汁三菜」にこだわる必要はありません。おかずは＋αだと思うと、食事作りも気楽になると思います。

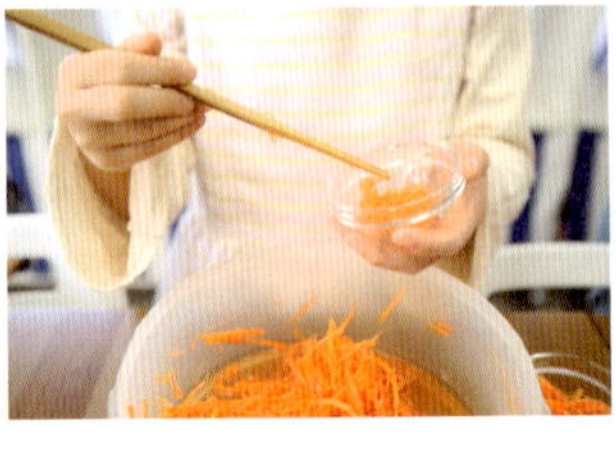

き

その1

玄米の炊き方

作りやすい分量
（3 人分 ）

・玄米……3 カップ
・塩………小さじ 1/3
・水………800mℓ

拝み洗い

ひたひたになる水量でやさしく拝むようにして玄米を洗う。

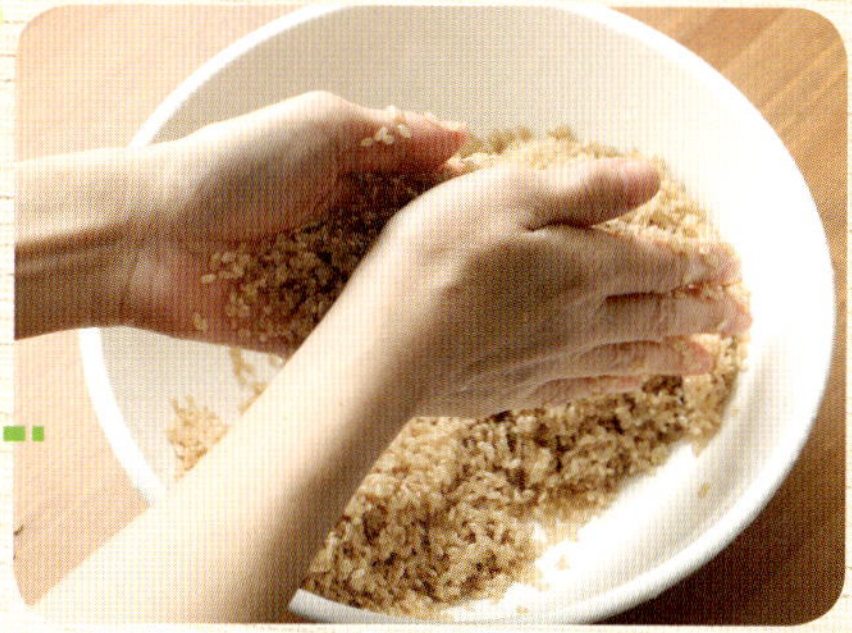

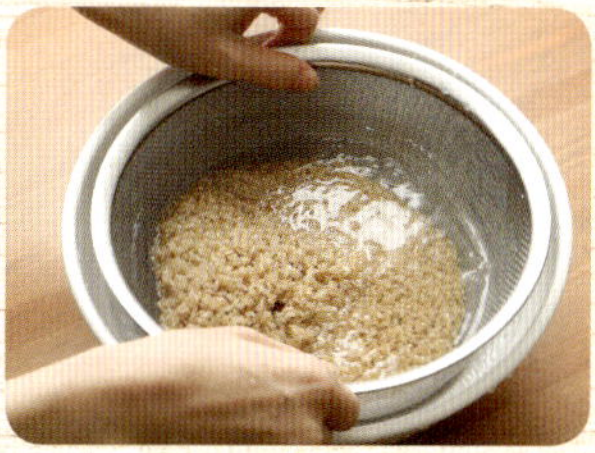

振り洗い

振るように洗った後、2 ～ 8 時間浸水（気温の高い季節は短かめ、気温が低い季節は長めに）する。

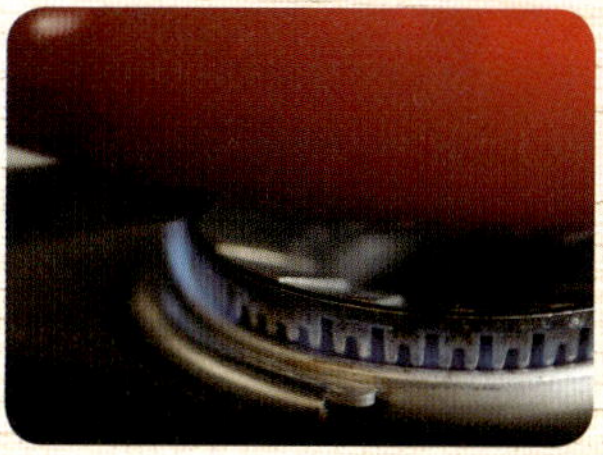

炊く

圧力鍋に洗った玄米と分量の塩を入れ、ふたをしめて中 ～ 強火にする。蒸気が出たら 1 分ほどそのままにして、すぐに火を弱め、蛍火（写真くらいの弱火）で 30 分炊く。

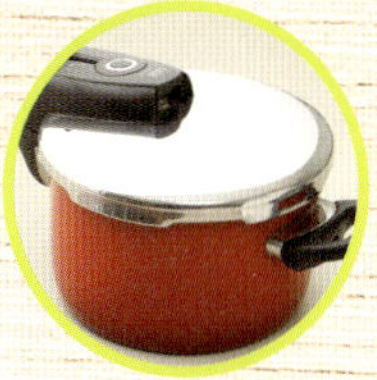

蒸らす

ピンが下がるまで。

ほぐす

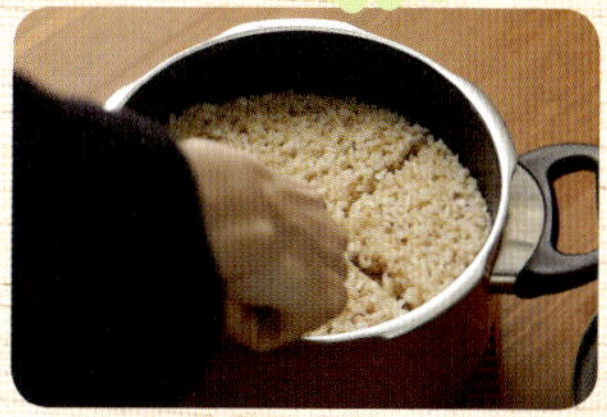

天地返し

＼完成！／

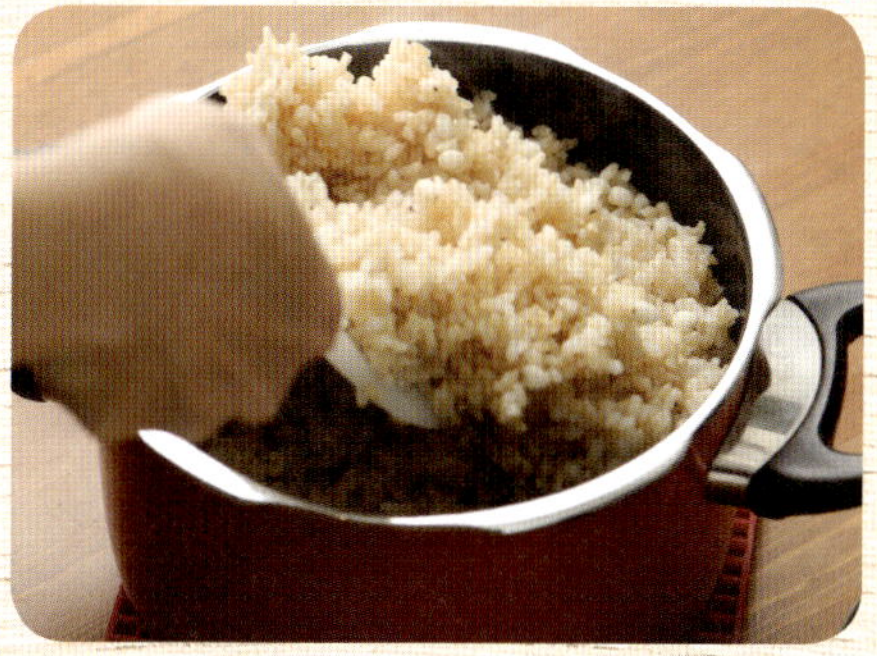

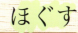

き その2 出汁の取り方

食べトレの基本の出汁は、こんぶとしいたけ。かつおのような強い味ではありませんが、上品な旨味《うまみ》とコクがあり、特に野菜との相性抜群です。

基本の割合は、こんぶ出汁7に対して、しいたけ出汁3ですが、寒い時期はこんぶ出汁を8に増やしてもいいでしょう。

こんぶ

・水 ………… 1ℓ
・こんぶ …… 10g

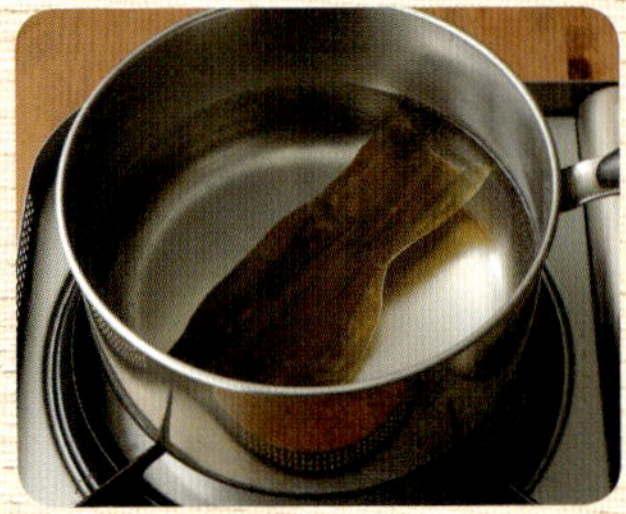

鍋にこんぶを入れる。強火で沸騰させてしまうとこんぶの旨味が出ないため、弱火でゆっくり沸騰直前まで火にかける。

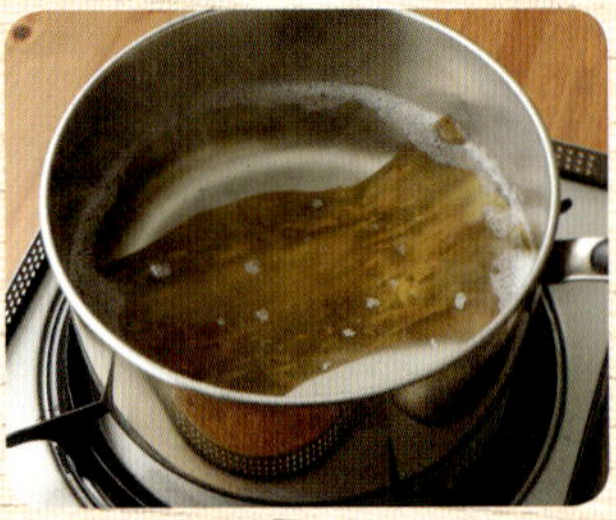

沸騰直前になったらこんぶを取り出す。

しいたけ

・水 ……………… 1ℓ
・干ししいたけ …3個

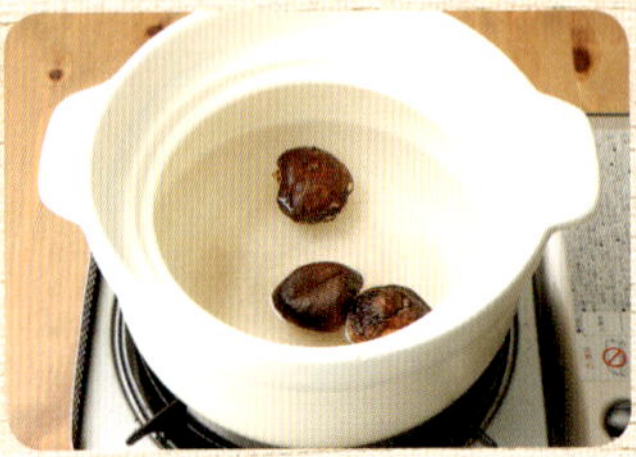

水の入った鍋に干ししいたけを入れ、中火にかける。

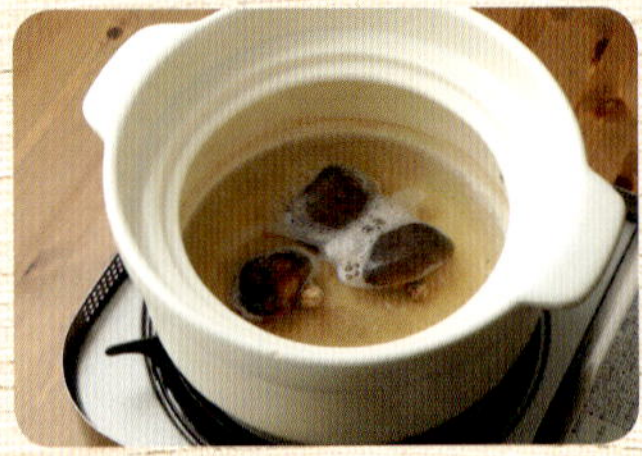

沸騰したら、中火で煮たたせて、干ししいたけの強いかおりを引き出す。水の量が半分くらいになるまで煮出したら、しいたけをとり出す。

かんたん出汁作り

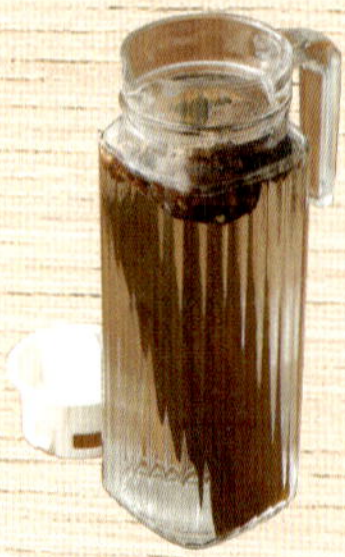

水の中に、こんぶと干ししいたけを入れて一晩つけておくだけでもおいしい出汁がとれます。

き その3

野菜の切り方

包丁を入れる方向が変わると、味や食感にも変化が出ます。

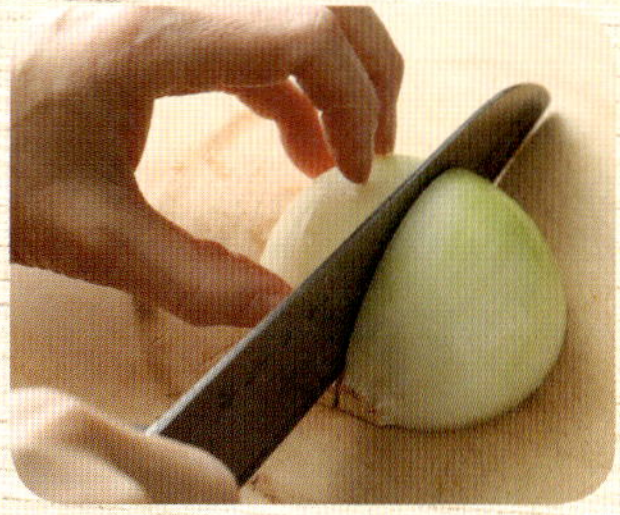

野菜の繊維に沿って切ると、火を通しても煮崩れしにくく、シャキシャキとした食感に。

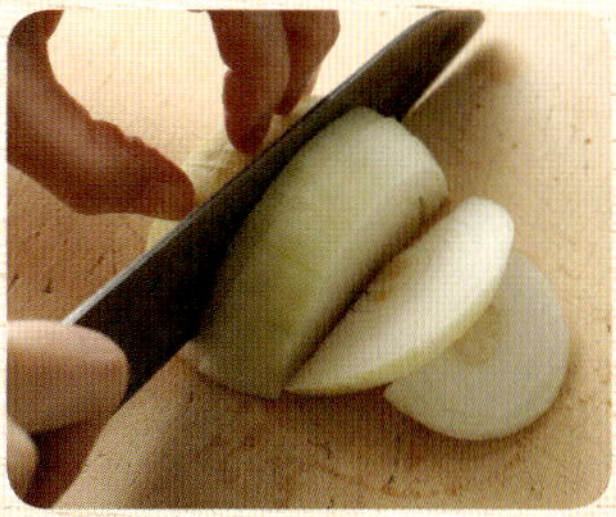

繊維に対し、直角に切って火を通すと、甘くなるのが特徴です。

き その4

野菜の煮方

重ね煮

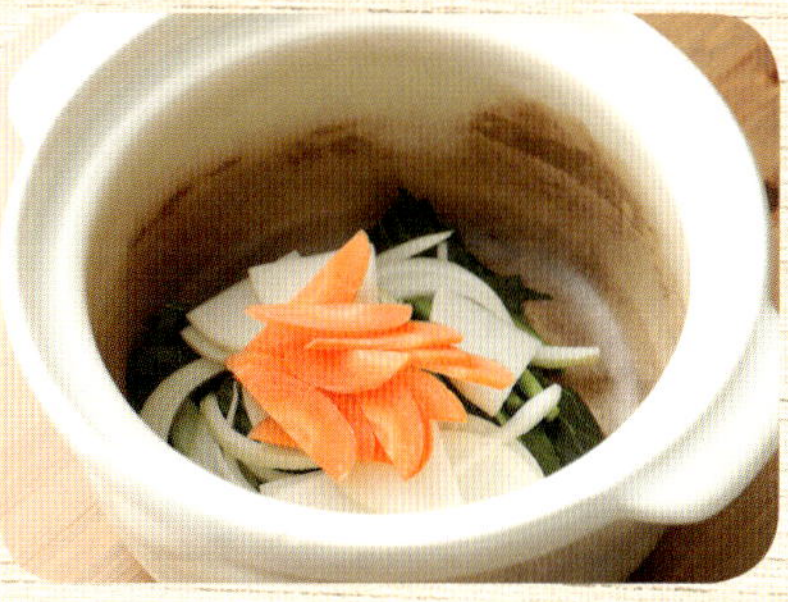

野菜の性質に応じて重ねる順番を考えます。ふわっと軽い食材や水分量の多い食材を下にし、根菜などどっしりと重たい食材を上に重ねることで、素材の旨味を十分に引き出すことができます。

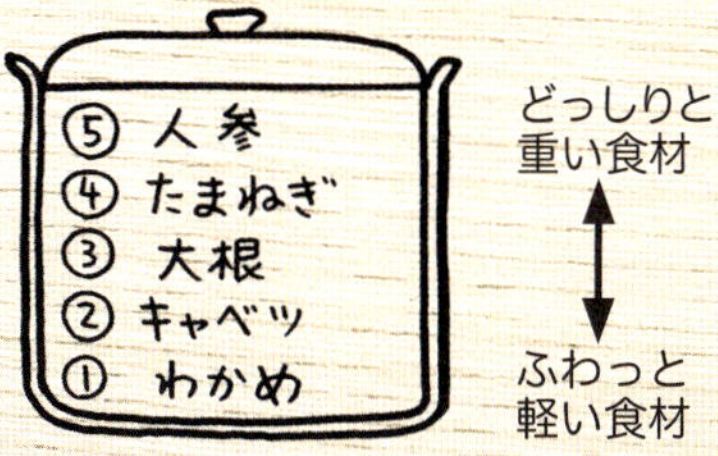

き

その5

これだけはそろえたい 調味料

味噌

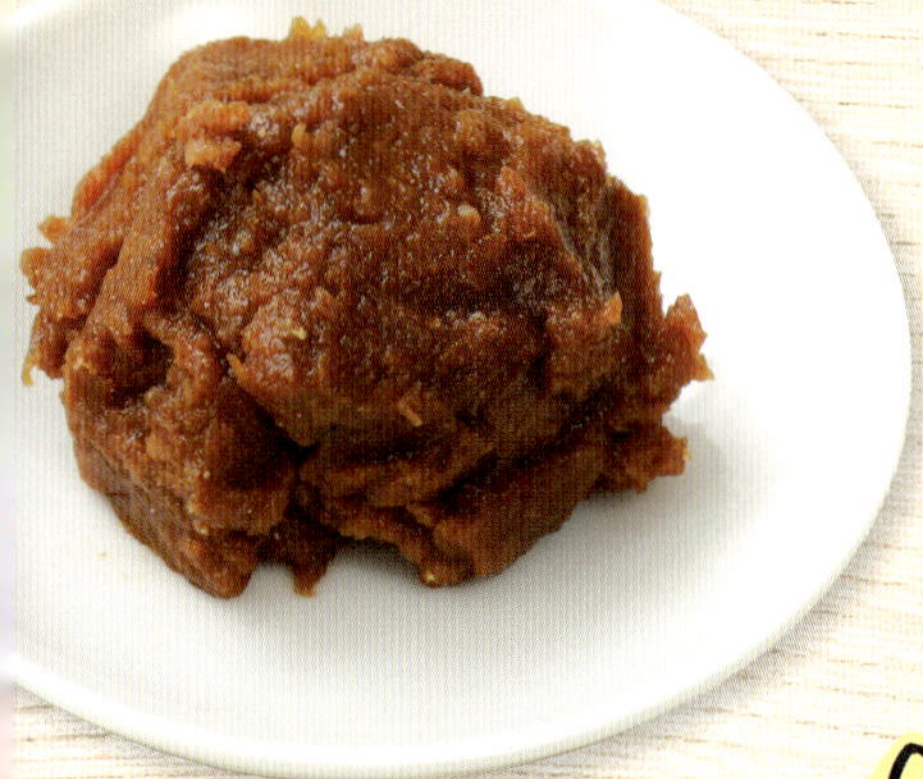

高い栄養価にデトックス効果。日本が世界に誇る万能調味料の味噌は、大きく３つの種類に分類されます。

麦味噌

麦麹でつくられている味噌。甘みがあるためお子さんがいちばん食べやすい味です。麦は上に伸びていくチカラがあり、消化を助けてくれます。九州、四国、中国地方が主な産地です。

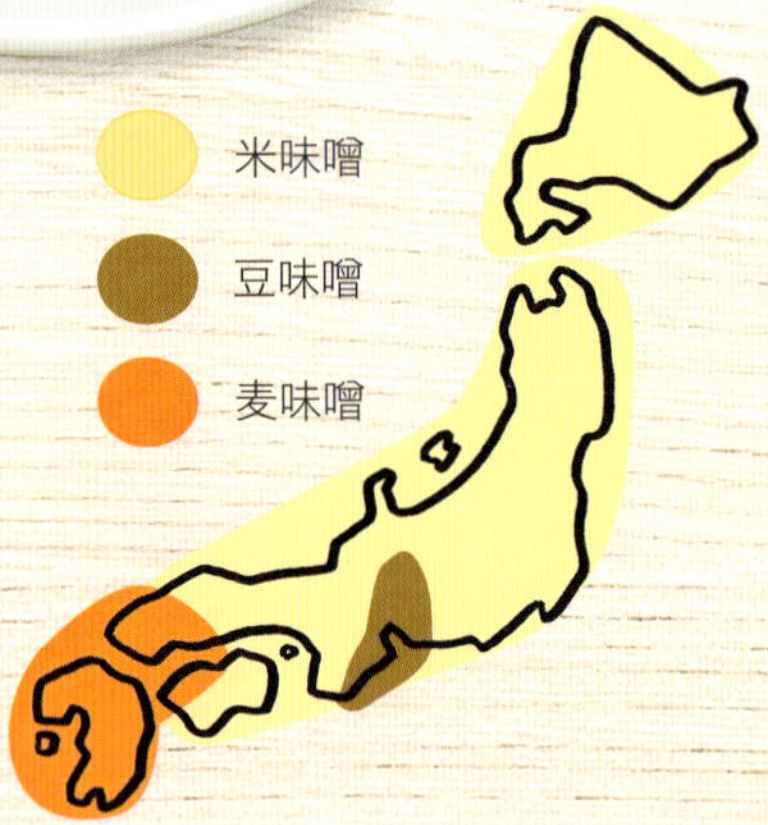

米味噌

米麹でつくられた味噌。一番多く流通していて、なじみ深いのがこの米味噌です。全国各地で生産され、産地によって味も風味も違います。

豆味噌

大豆のみでつくられた味噌。熟成期間が長いことから、ビタミンBやミネラルも豊富で造血作用があり、女性特有のトラブルがある方に特におすすめです。愛知県、三重県などが産地で、八丁味噌、赤味噌などと呼ばれています。

塩（自然海塩）

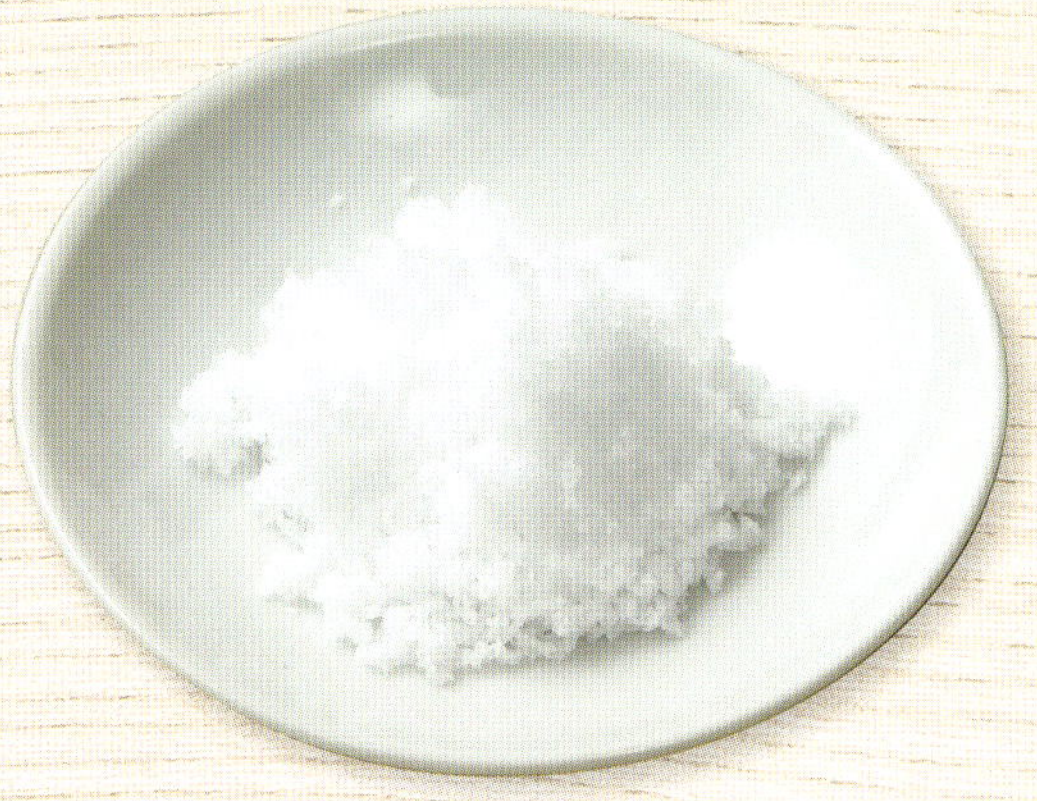

食べトレでは、海でとれた自然海塩を推奨しています。海に囲まれた島国の日本は、海水からできた塩が手に入りやすいだけでなく、風土にあっています。ただし、海の塩といっても、とれる海によって味はさまざま。甘みや塩味がそれぞれ違います。使用する塩を変えたら、子どものおねしょが止まったなんていうことも。自分が住んでいるところに近い海でとれる塩のほうが、馴染《なじ》みが良いようです。

一方、大規模生産されていて安価で入手できるのが精製塩です。入手しやすいですが、ミネラルなどの成分が取り除かれ、ほぼ塩化ナトリウムのみですので、カラダのことを考えるなら、精製していない自然海塩がおすすめです。

油

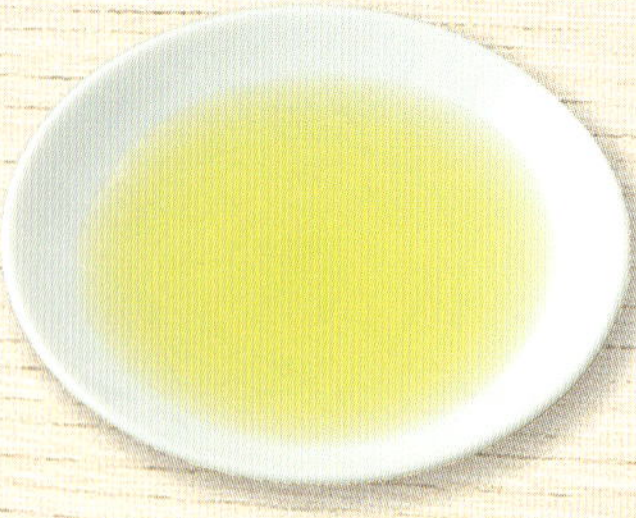

おすすめの油

加熱調理におすすめしている油は、菜種油、ゴマ油、オリーブオイルです。この3つの油の良いところは、加熱しても比較的酸化しづらいというところ。菜種油やゴマ油のとりすぎは良くないと言われていますが、本書の調理法であればとりすぎることはありません。

菜種やゴマは種子ですが、オリーブは実です。実は種子の油より、実の油のほうがカラダを冷やしやすい傾向があります。夏は実の油であるオリーブオイル中心に、冬はゴマ油のように種子の油でしっかりコクのあるものを。季節に合わせて油を選ぶことをおすすめします。

注意したい油

健康に良いと注目されている、オメガ3が多く含まれる亜麻仁油やエゴマ油ですが、加熱調理に不向きで酸化しやすく、クセもあり食べにくいという難点があります。値段も高く、封を切って2週間で使い切らないといけないなど使い勝手がよくありません。オメガ3は、アジ、イワシ、サンマ、サバなどの青魚からもとれます。

避けたい油

トランス脂肪酸の入った油と、時間がたって酸化した油はとらないほうがよいでしょう。トランス脂肪酸は、マーガリン、ショートニング、コーヒーフレッシュやスナック菓子などに含まれています。トランス脂肪酸はアメリカでは摂取量が規制されています。危険性が確実だとわかっているので、子どもの食事には使いたくないですね。

酸化した油は、風味や栄養素が落ちるだけでなく過酸化脂質がつくられ、発がんの可能性が高まります。揚げ物をして再利用するときは、翌日くらいまでの使用にとどめてください。

脳は脂質とタンパク質でできています。3歳までに脳の8割はできてしまうと言われていますので、どんな油をとるかはとても重要な問題です。

醤油

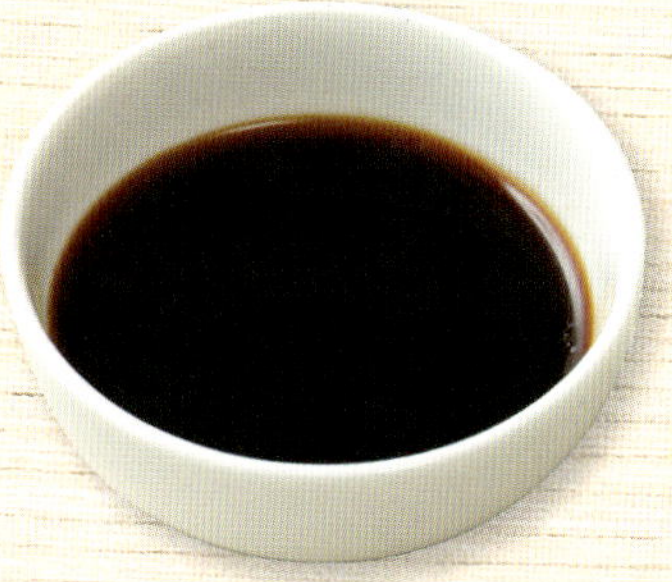

本来なら、大豆と小麦と塩というシンプルな材料でできている醤油。しかし、市販されている醤油には、遺伝子組み換えの恐れのある脱脂大豆（油を絞ったあとの大豆）が使われているものもあります。また、添加物が入っている醤油もたくさんあります。風味を出すためだったり、短期間でつくるためだったり、原材料の単価を下げるためだったりと理由はいろいろですが、毎日使う調味料なので、昔ながらの製法で作られたものを使用しましょう。

お酢（梅酢）

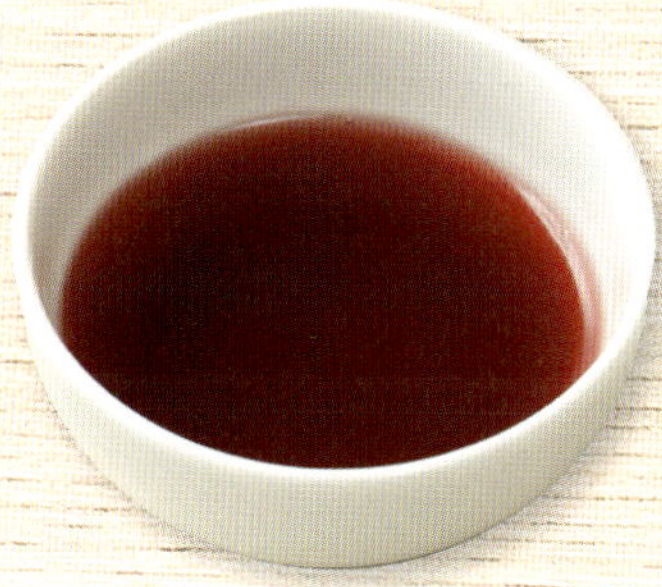

お酢そのものは食べトレではあまり使用していません。酸っぱすぎると子どもは食べませんし、お酢の強い酸味は、カラダがギュっとしまって冷えてしまいます。調理の際にどうしても酸味が欲しいときは、梅酢を使うといいでしょう。強すぎない酸味で使いやすく、梅の栄養素がたっぷり含まれています。梅酢は、塩味と酸味の両方をもっている調味料です。塩味をつけたいときにちょっと入れたり、ピンクの色づけに使用したり、夏にスポーツドリンクを作ったり。薄めてスプレー容器に入れてふきかければ、食中毒対策にもなります。

き

その6

これだけはそろえたい 調理器具と使い方

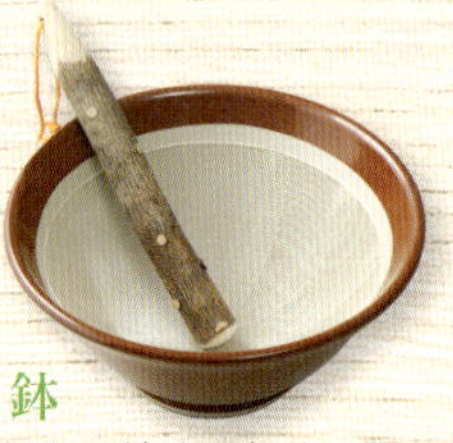

すり鉢

ごまをするだけでなく、調味料や離乳食づくりにも

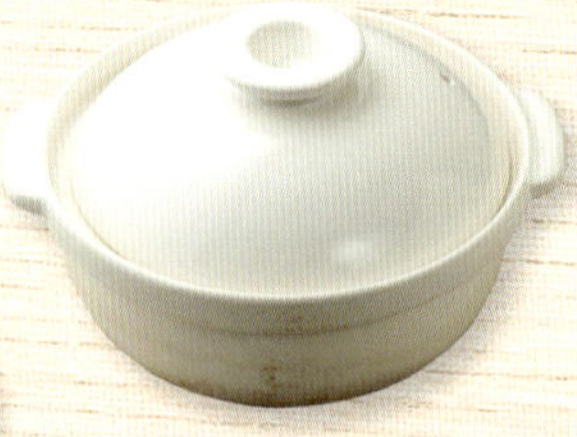

土鍋

春、夏の玄米ご飯を炊く際に使用

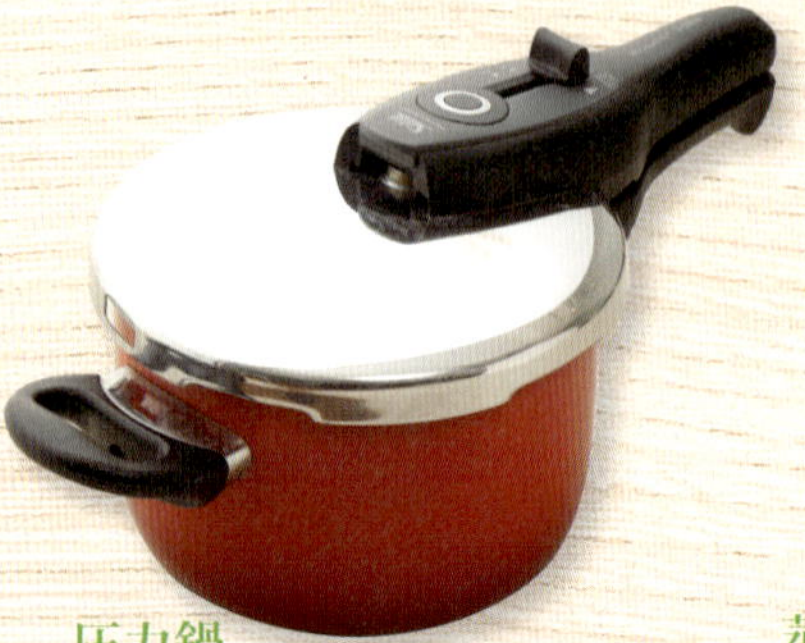

圧力鍋

基本の玄米ご飯を炊く際に使用

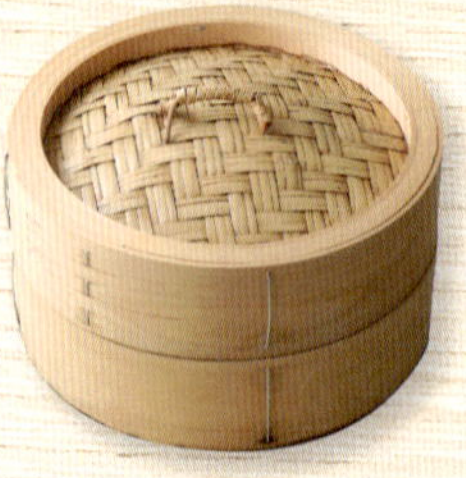

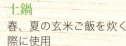

蒸し器（せいろ）

素材の旨味を逃がさずに調理。放っておく間に他の作業もOK

食べトレコラム

東洋医学っておもしろい

心身のバランスを整えることで健康を維持するという考えの東洋医学は、中国発祥の伝統医学が日本に伝わり、鍼《しん》灸《きゅう》医学や漢方医学として発展しました。この東洋医学のおもしろいところは、「食材ごとの特徴をみる」というところです。たとえば、にんじん一つとってみても、産地が違えば、集荷の時期も違います。そのため東洋医学では、収穫時期や産地の違いなどで違う分類にされることがよくあります。甘いにんじんもあれば、苦みを感じるものもある。食べた人の個人差もあります。食べた人が苦いと感じたら、苦みに分類してよいし、甘いと感じたら、甘みに入れれば良いという自由さがあるのです。

Chapter 3

春のレシピ

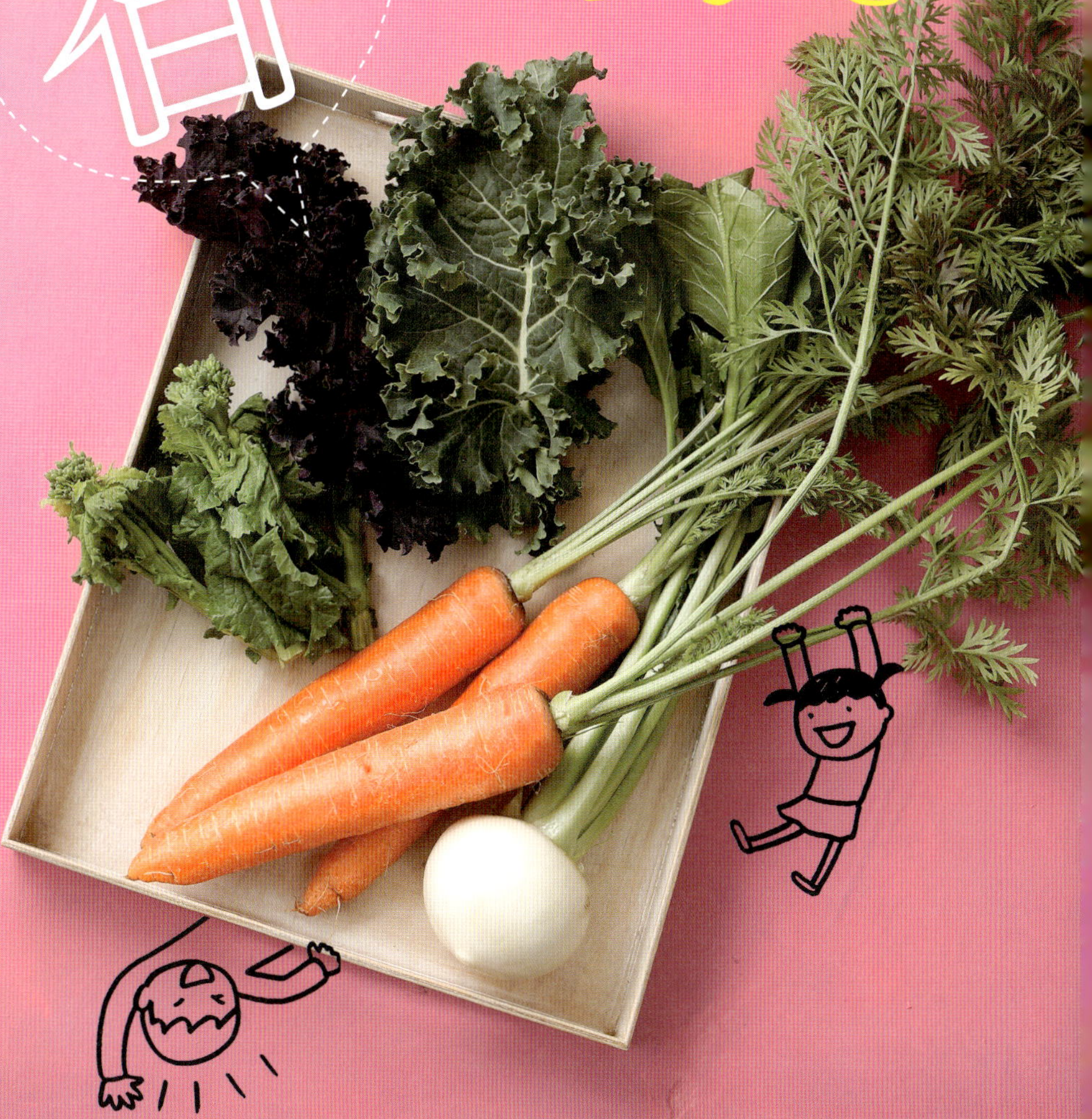

春の過ごし方と注意点

食材 緑の野菜、酸味のあるもの

調理法 あまり加熱をしない

サポート 肝・胆のう

凍えるような寒さを乗り越え、気温がぐんぐん上がってきます。緑が芽吹き、私たちの気持ちもカラダもふわっとゆるんでくるのが春です。そんな春は「気」*が上がりやすくなるので、たまっていたものが一気に外に出やすい季節。花粉症に悩まされる人も多くなるのもそのためです。

クリスマスにお正月、冬はイベントも盛りだくさん。年末年始に暴飲暴食していると、不調が出てくる時でもあります。それはカラダからのSOS！　たまったいらないものをすみやかに出してあげましょう。

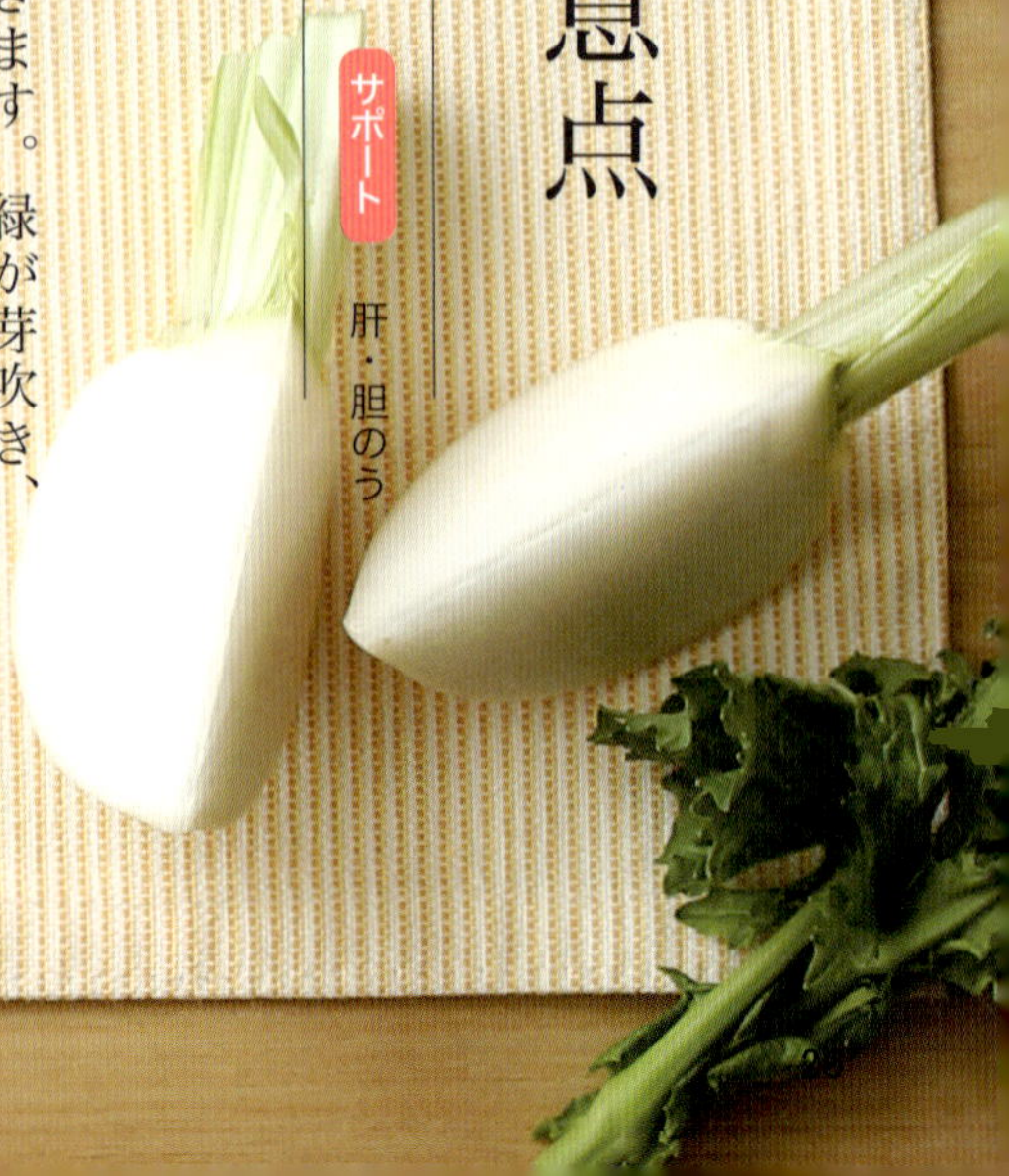

＊「元気」「天気」「やる気」「気持ち良い」……。私たちの身近には、たくさんの「気」が付く言葉が存在します。気は目には見えませんが、昔の人は気がいつも身近にあることを、日常生活のなかで実感していたのです。

この時期、食べトレでは、肝の働きをサポートしてくれる「緑のもの」と「酸味のあるもの」をおすすめしています。キャベツやセロリ、スプラウトやケールといった緑色の季節の野菜を中心に、アロマテラピーで集中力を増す効果をもつレモン、フレッシュな酸味があるお酢（梅酢を推奨）、味噌やぬか漬けなどの発酵食品の酸味も良いでしょう。

出す力を強めたいのでギュッとカラダがしまりすぎるような重たい調理法は用いません。加熱をじっくりすればするほど、熱が中にこもってしまい重くなります。ですから、蒸す場合もあまり加熱しないで、ふわっと蒸すのがポイントです。

体内にいらないものがたまればたまるほど、人はイライラするものです。肝に負担がかかっているので、怒りやすいのです。すみやかに出すということを意識すると自然にイライラも治ります。

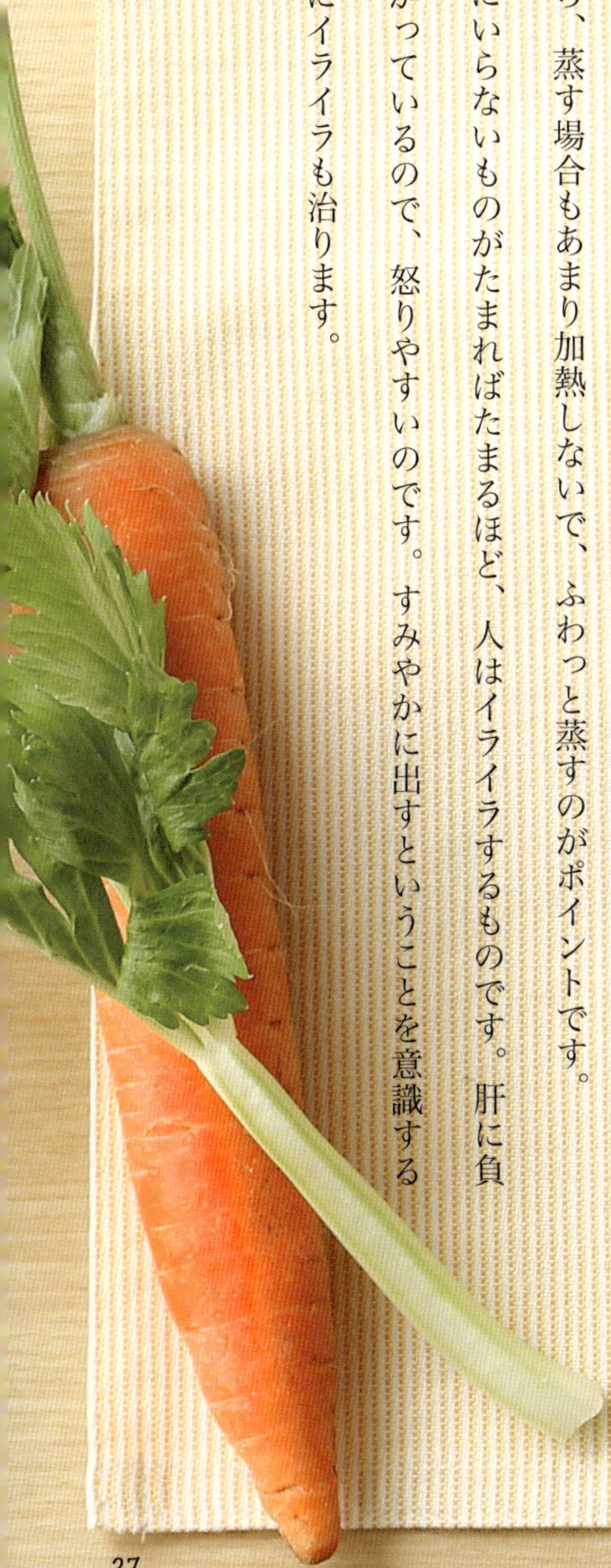

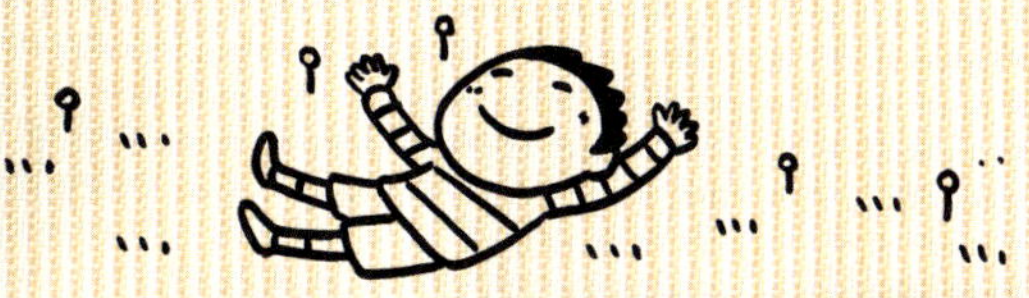

玄米ご飯 ハトムギ入り

春の味噌汁

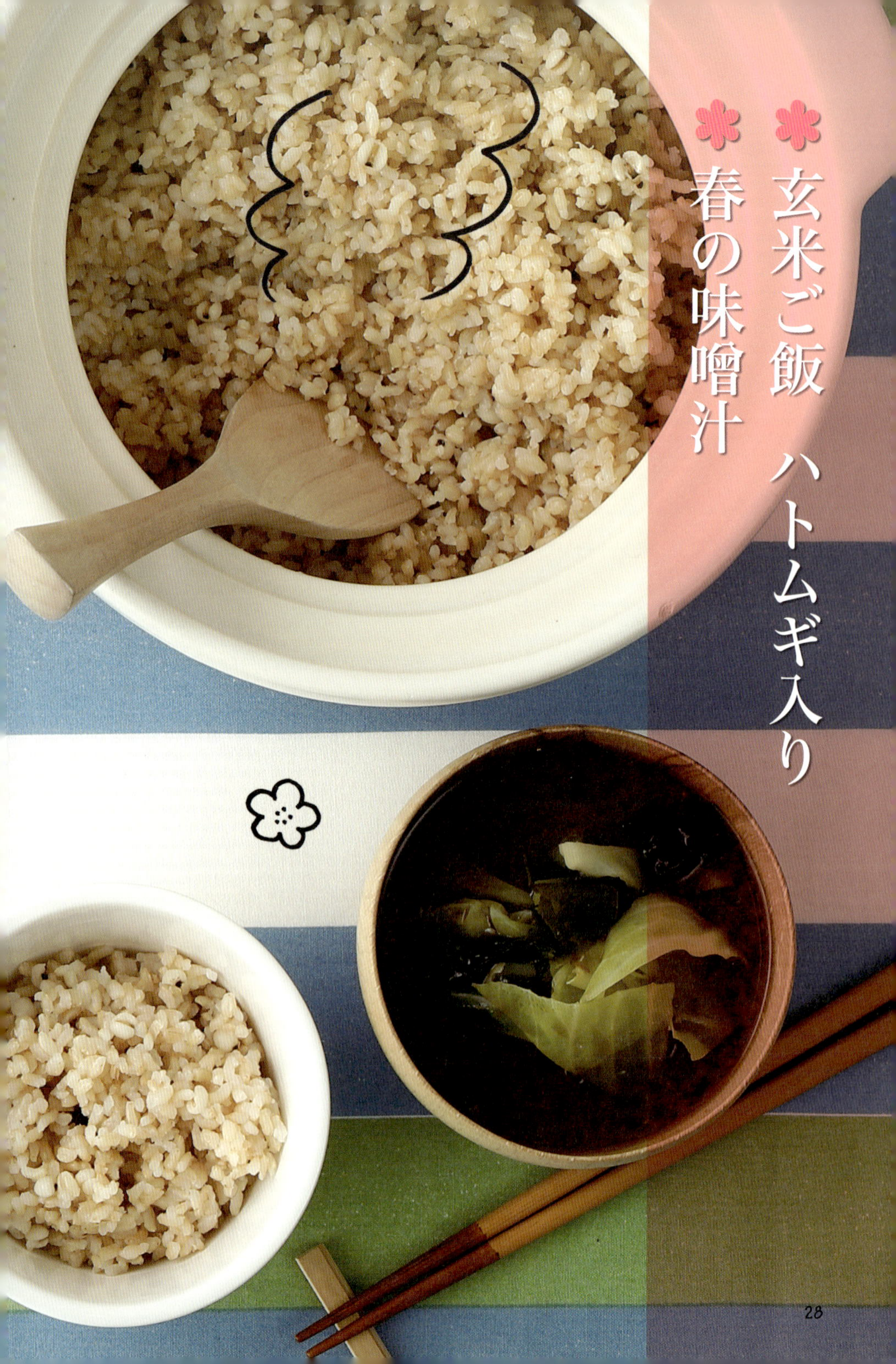

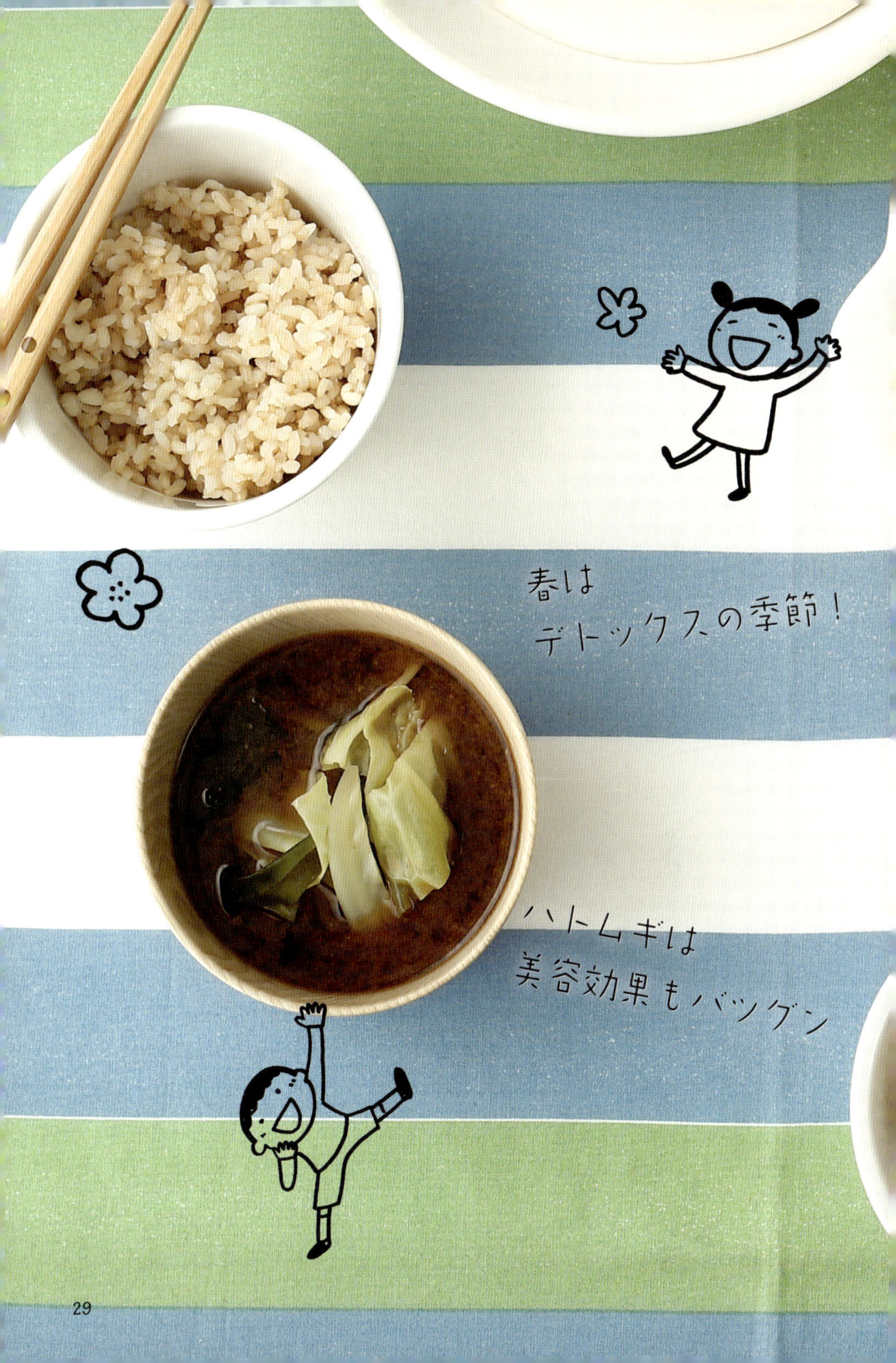
春は
デトックスの季節！
ハトムギは
美容効果もバツグン

玄米ご飯 ハトムギ入り

作りやすい分量

・玄米……　３カップ
・ハトムギ……玄米１カップにつき大さじ１
・水……800mℓ ＋ハトムギと同量
・塩 ……小さじ 1/3

浸水しないとき

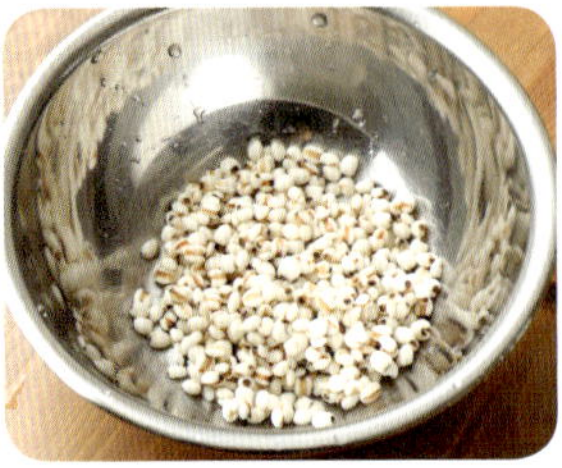

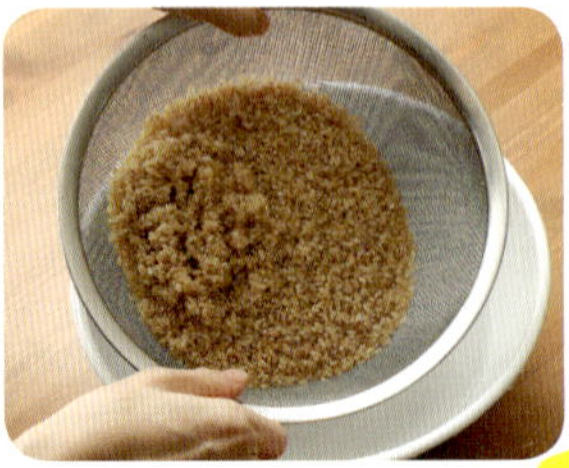

step 1 洗う

➡玄米とハトムギを別々に洗う。

➡土鍋に玄米とハトムギ、水を入れ、内ぶたをして蛍火で 30~40 分加熱する。

step 2 炊く

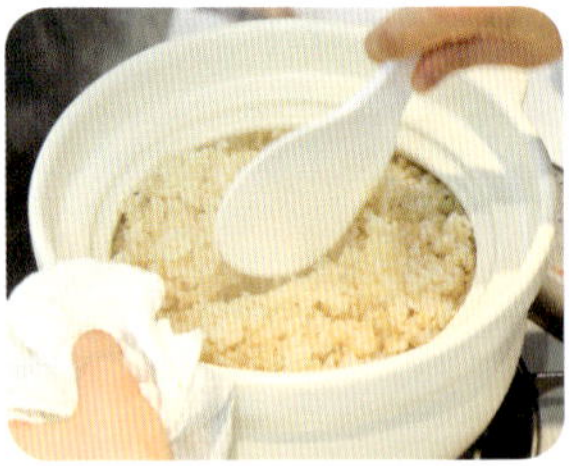

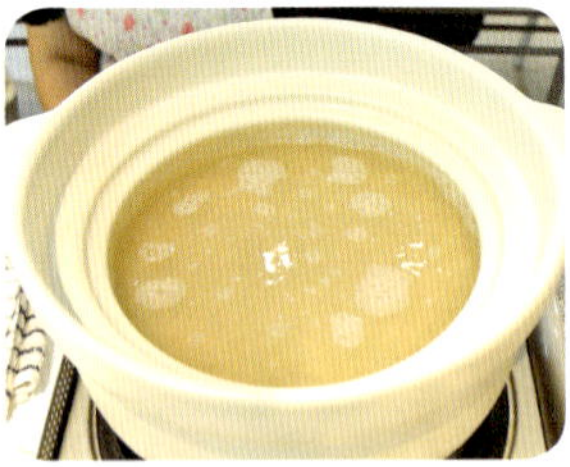

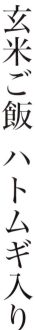

➡ふたを開けて塩を入れ、火を強め、沸騰したらすぐ火を弱める。ふたをしめて木栓をし、蛍火（17 ページ）で 40 分以上炊く 。

➡火からおろし、すぐに天地返しをして 10 分蒸らす。

浸水するとき

➡玄米を洗い、浸水する。

➡ 内ぶたをし、上記の step2 を参照にして炊く。

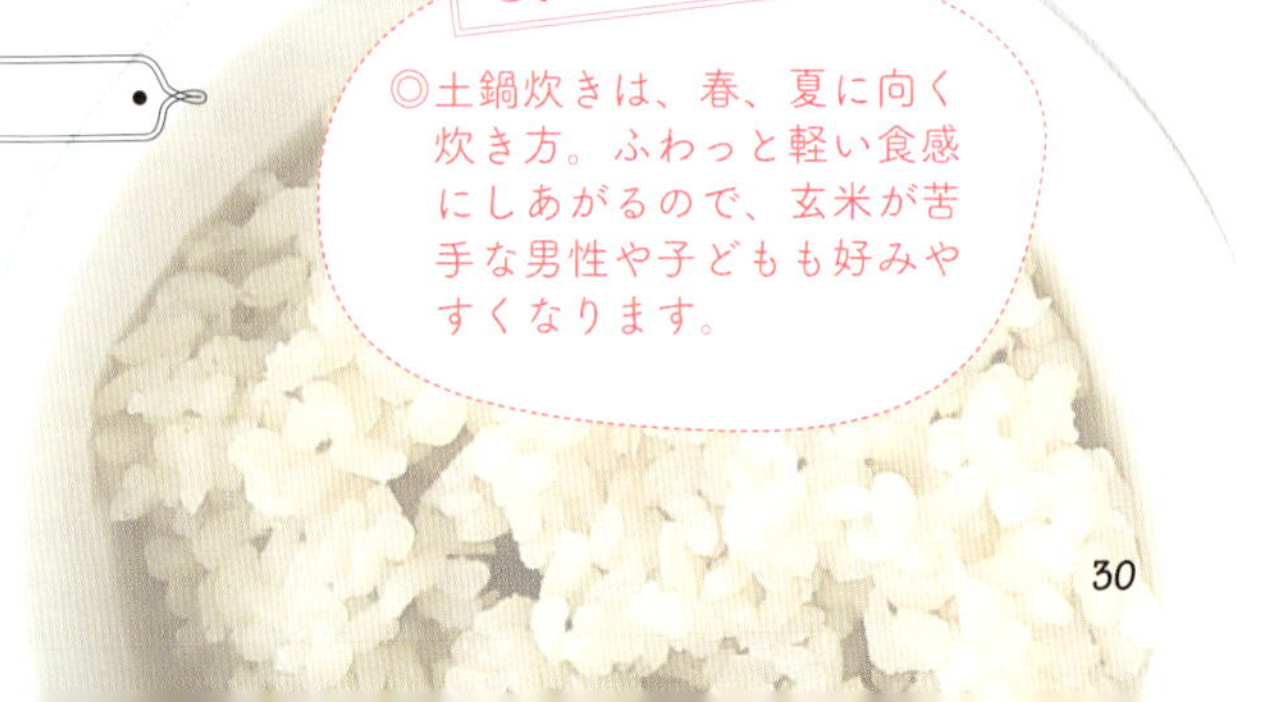

ONE POINT!

◎土鍋炊きは、春、夏に向く炊き方。ふわっと軽い食感にしあがるので、玄米が苦手な男性や子どもも好みやすくなります。

春の味噌汁

作りやすい分量（3人分）
・キャベツ……1、2枚
・乾燥わかめ……3つまみ
・出汁（昆布7：椎茸3）…… 500mℓ
・すり合わせた味噌（豆味噌7：麦味噌3）……30g

step 1 火を入れる

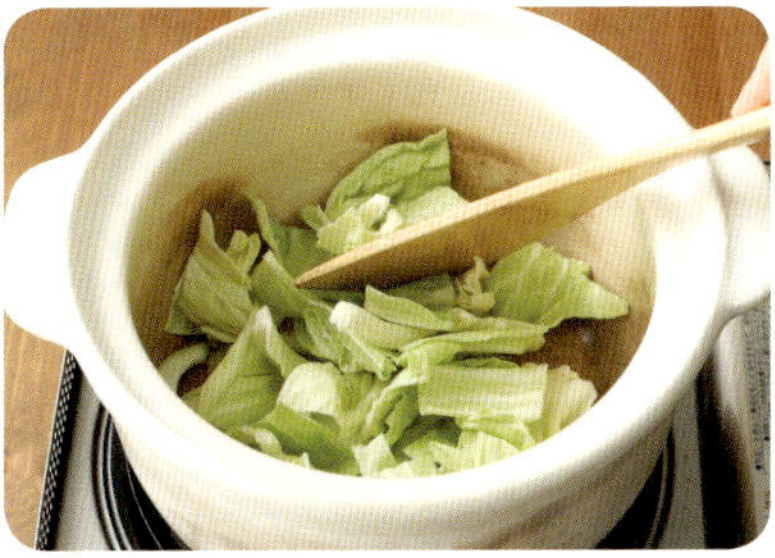

➡キャベツは葉と芯に分け、芯はななめ薄切り、葉は小さめの一口大に切る。
➡土鍋を温め、キャベツの芯、葉の順に軽くから煎りする。
➡出汁を少し残して土鍋に加え、野菜が柔らかくなるまで煮る。

step 2 加える

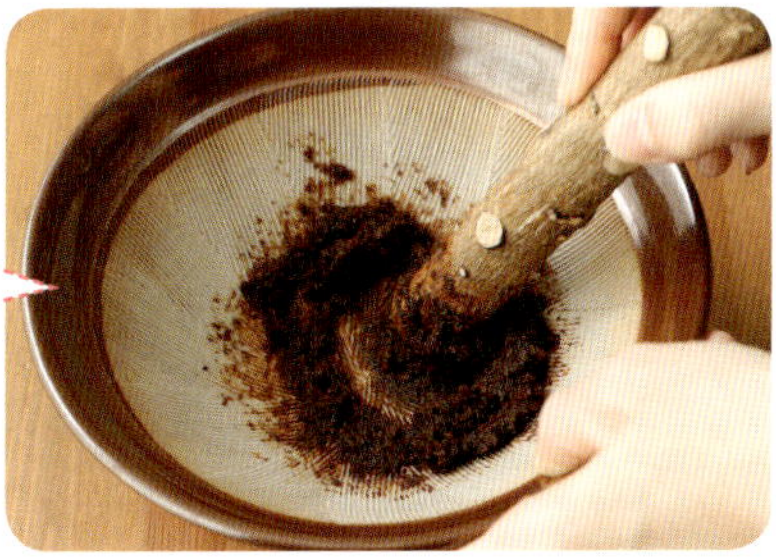

甘みのある麦味噌はお子さんにおススメ！

➡ 味噌を出汁で延ばして土鍋に加え、沸騰する寸前に火を止める。
➡ わかめを入れたお椀に、鍋の味噌汁をそそぎ入れる。

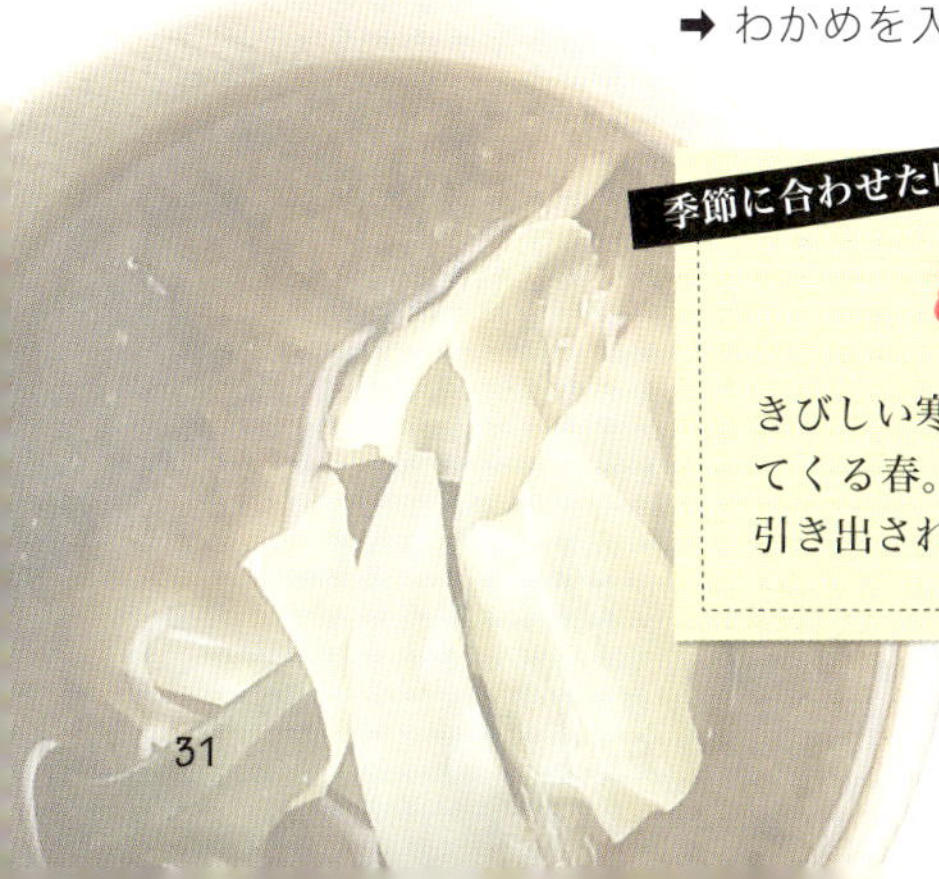

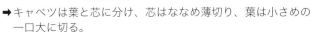

季節に合わせた味噌汁を作ろう！

春　軽めのから煎り

きびしい寒さもやわらぎ、だんだん気温が上がってくる春。軽く火を入れることで食材の甘みが引き出され、カラダを冷やしにくくします。

プレスサラダ

歯ごたえパリパリ、
とまらない！

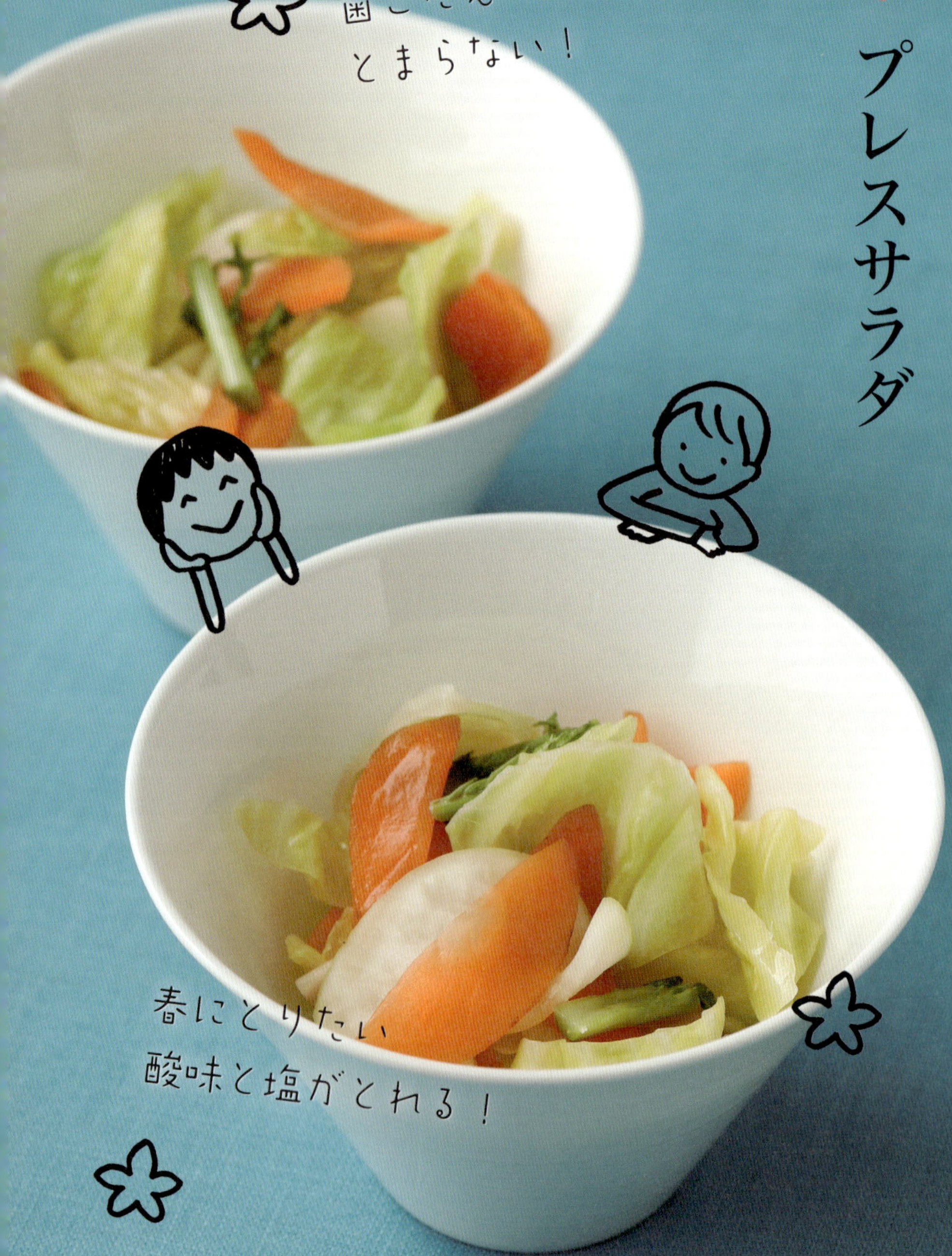

春にとりたい
酸味と塩がとれる！

作りやすい分量（3人分）

・春の野菜……200g（大根、かぶ、にんじん、セロリ、大根の葉、かぶの葉、レタス、せりのみじん切りなどをお好みで）
・塩……2g（野菜の量の0.8%程度）
・梅酢……小さじ1
・レモン汁……小さじ1

step 1 揉む

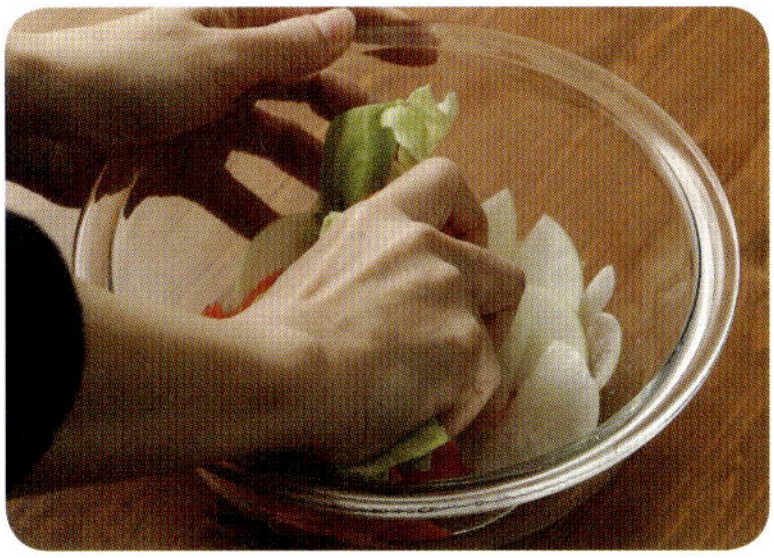

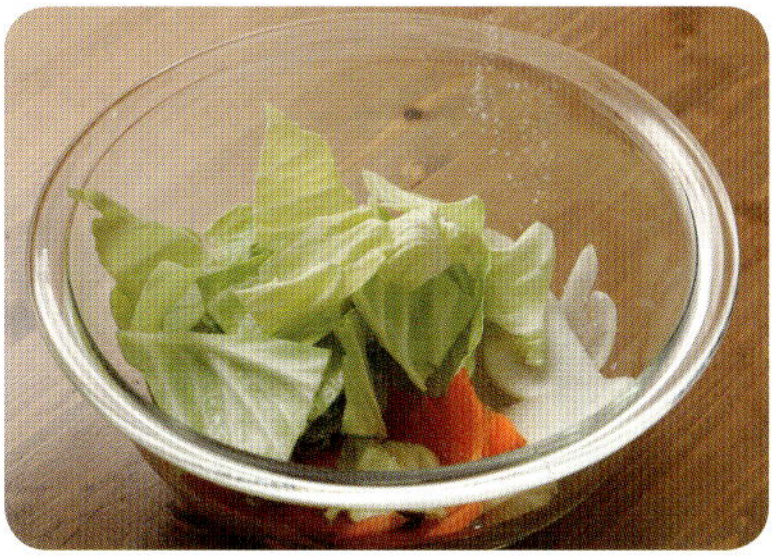

➡野菜は食べやすい大きさに切る。
➡大きめのボウルに1の野菜を入れ、塩をして、軽く揉む。

step 2 味付け

➡重石をして、30分以上おく。
➡水分をしぼって梅酢、レモン汁で味付けをする。

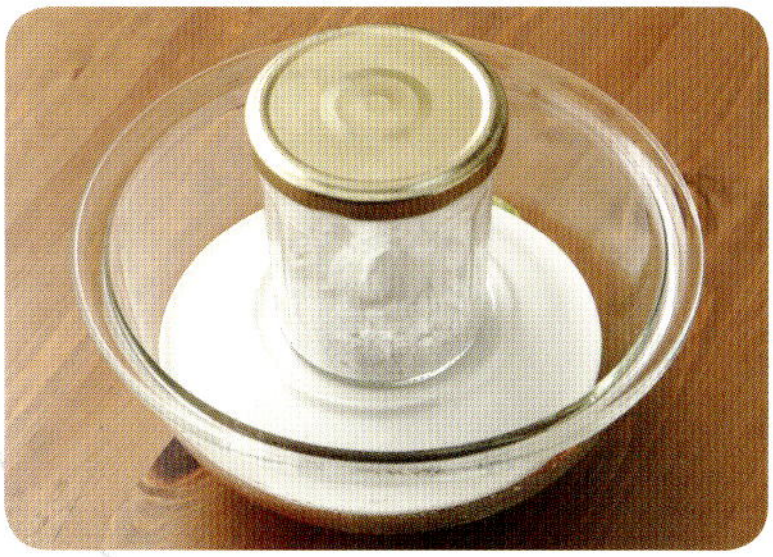

ONE POINT!

◎味見をして、子どもには塩味が強すぎる場合は、水でさらっと洗っても。

温野菜と白ごまドレッシング

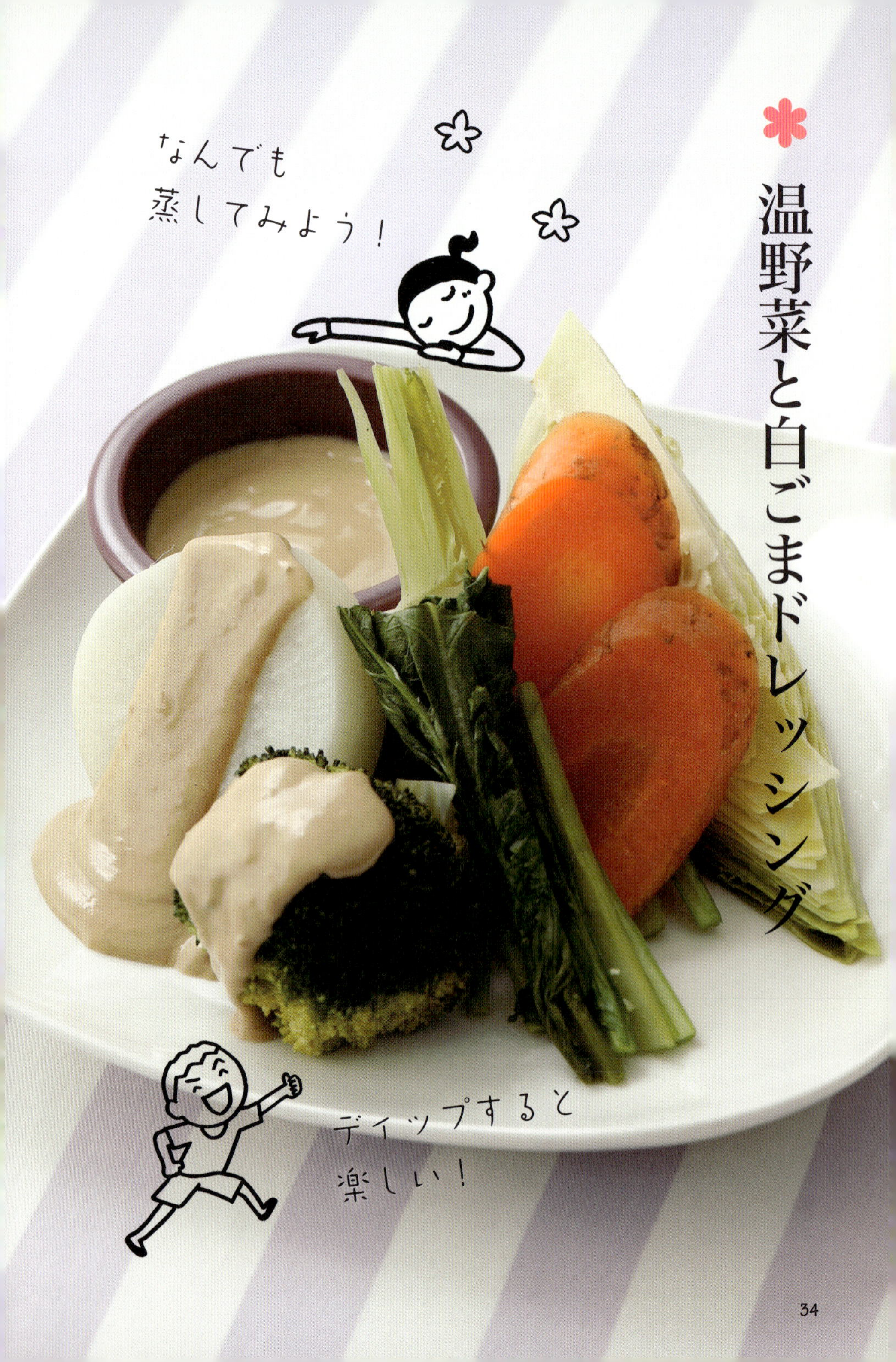
なんでも
蒸してみよう！
ディップすると
楽しい！

作りやすい分量

・温野菜

季節の野菜……300g（キャベツ、にんじん、セロリ、大根、小松菜、ブロッコリー、カリフラワー、ケール など）

・白ごまドレッシング

麦味噌 ……小さじ１
梅酢 ……小さじ１
白ごまペースト（練りごま）……大さじ２
出汁 ……大さじ２～（好みの濃さにする）

step 1 蒸す

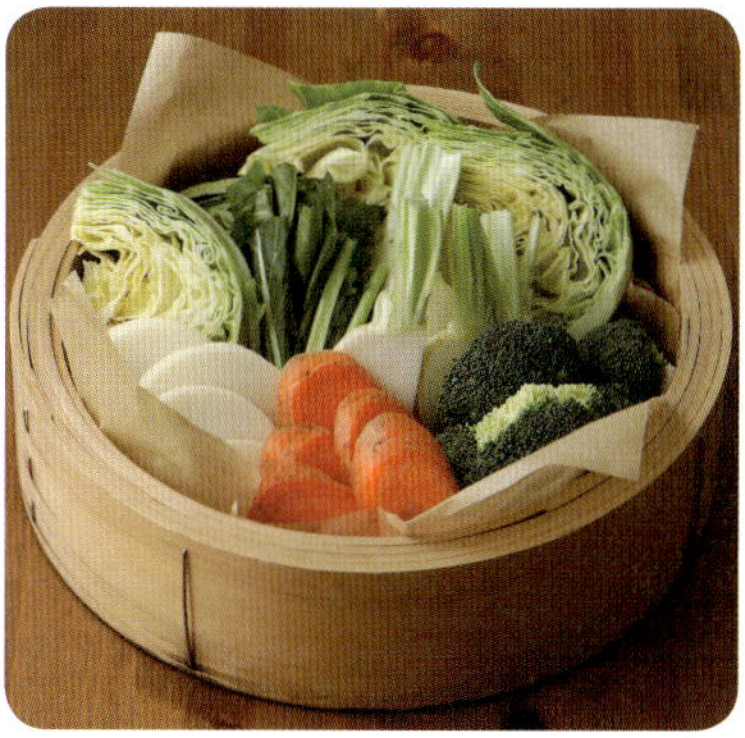

➡ 野菜は食べやすい大きさに切り、せいろで蒸す。

step 2 まぜる

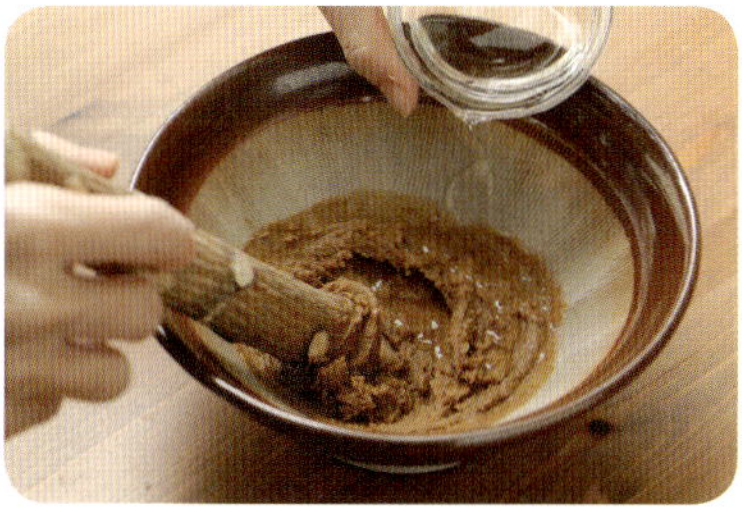

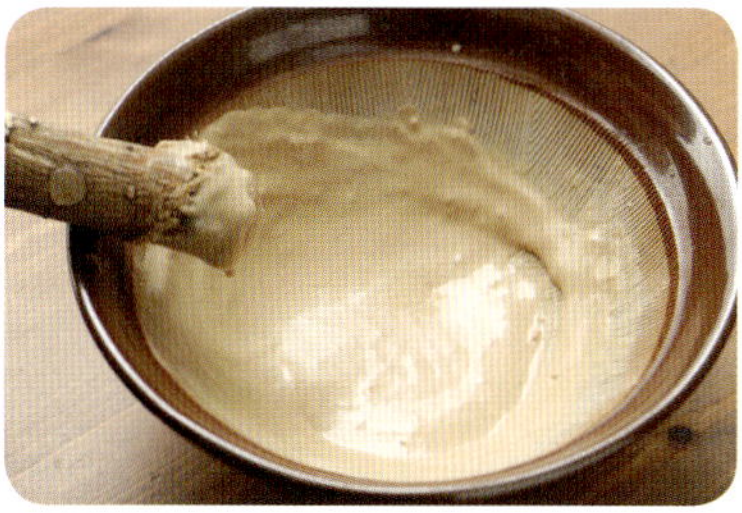

➡ すり鉢に麦味噌と白ごまペーストを入れ、均等になるまでよくすりまぜる。梅酢を加えて味を整える。出汁を少しづつ加えて、好みの濃さにする。

ONE POINT!

◎野菜は飾り包丁をしたり、型抜きなどを使用して遊び心をもたせると子どもも喜びます。

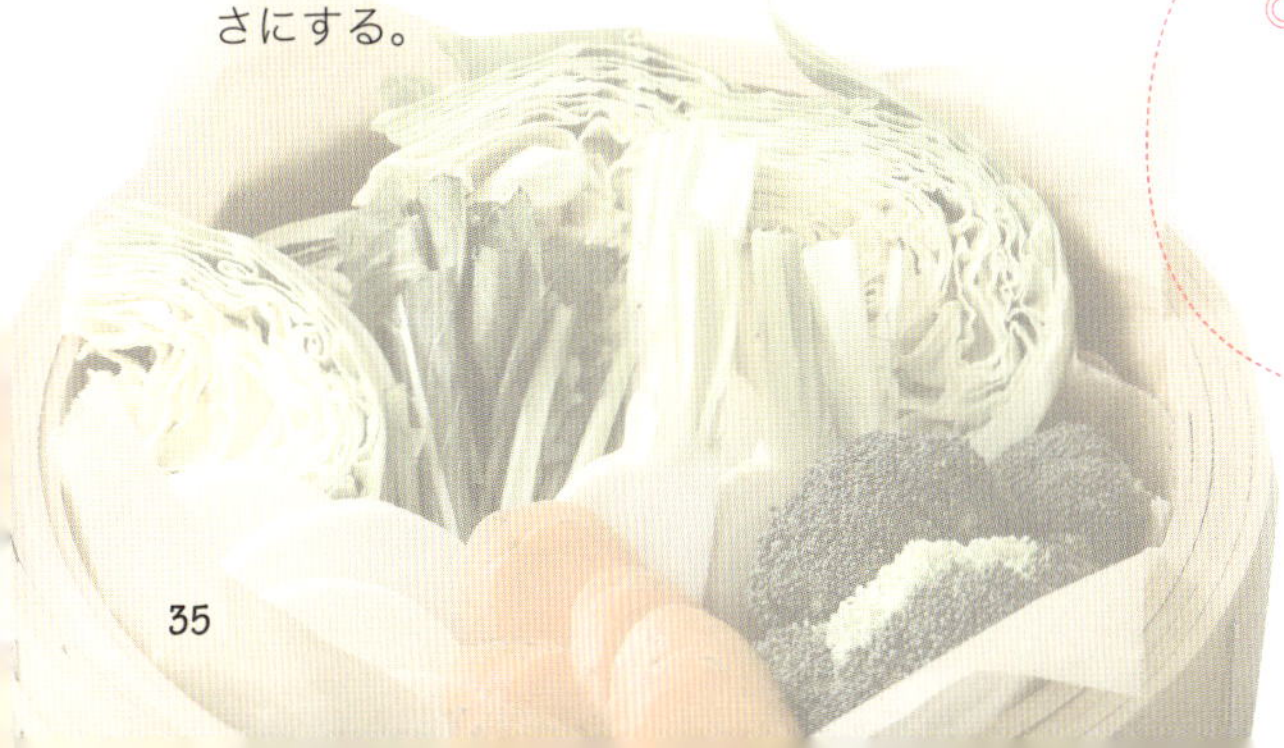

菜の花のおひたし

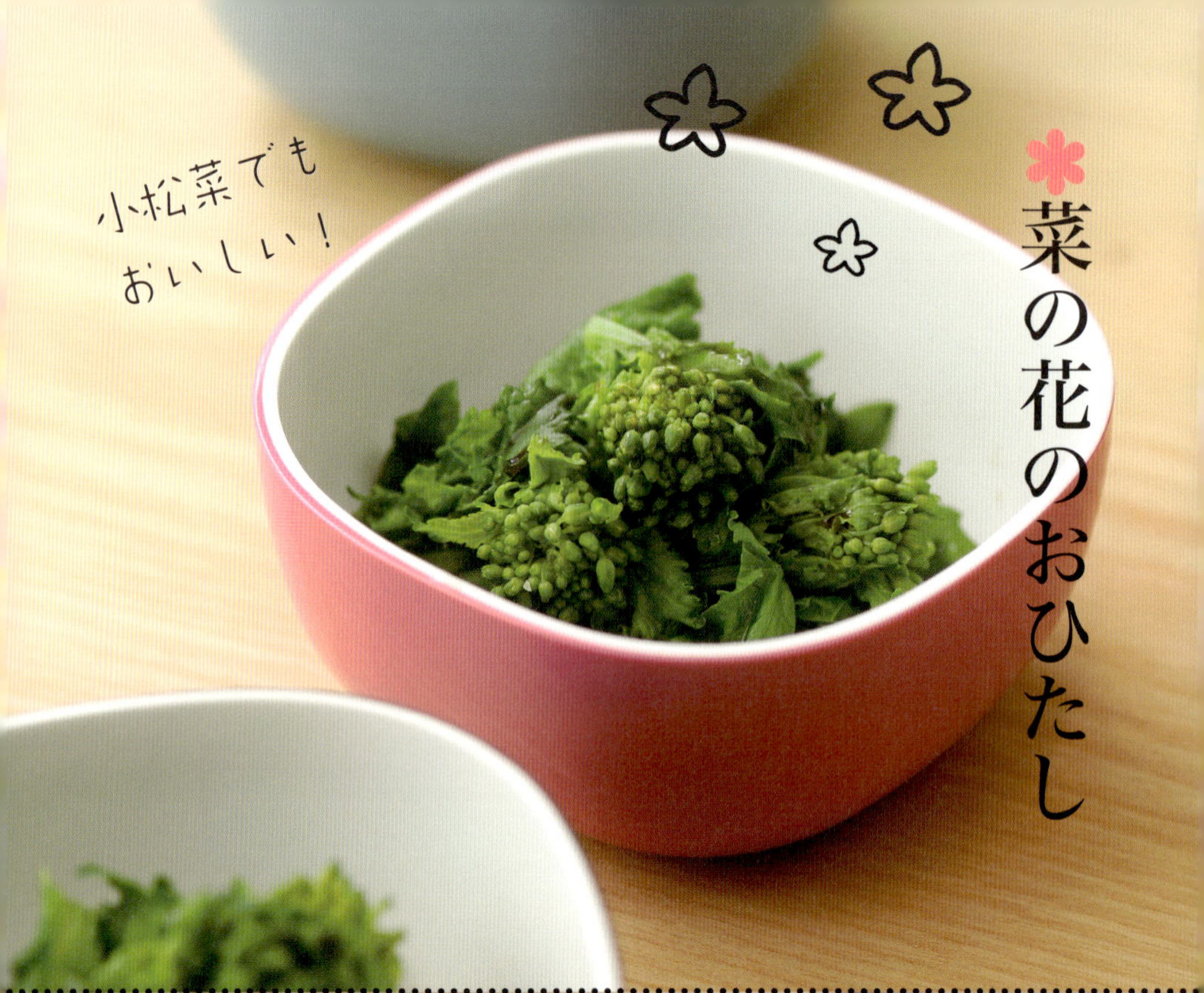

にら醤油

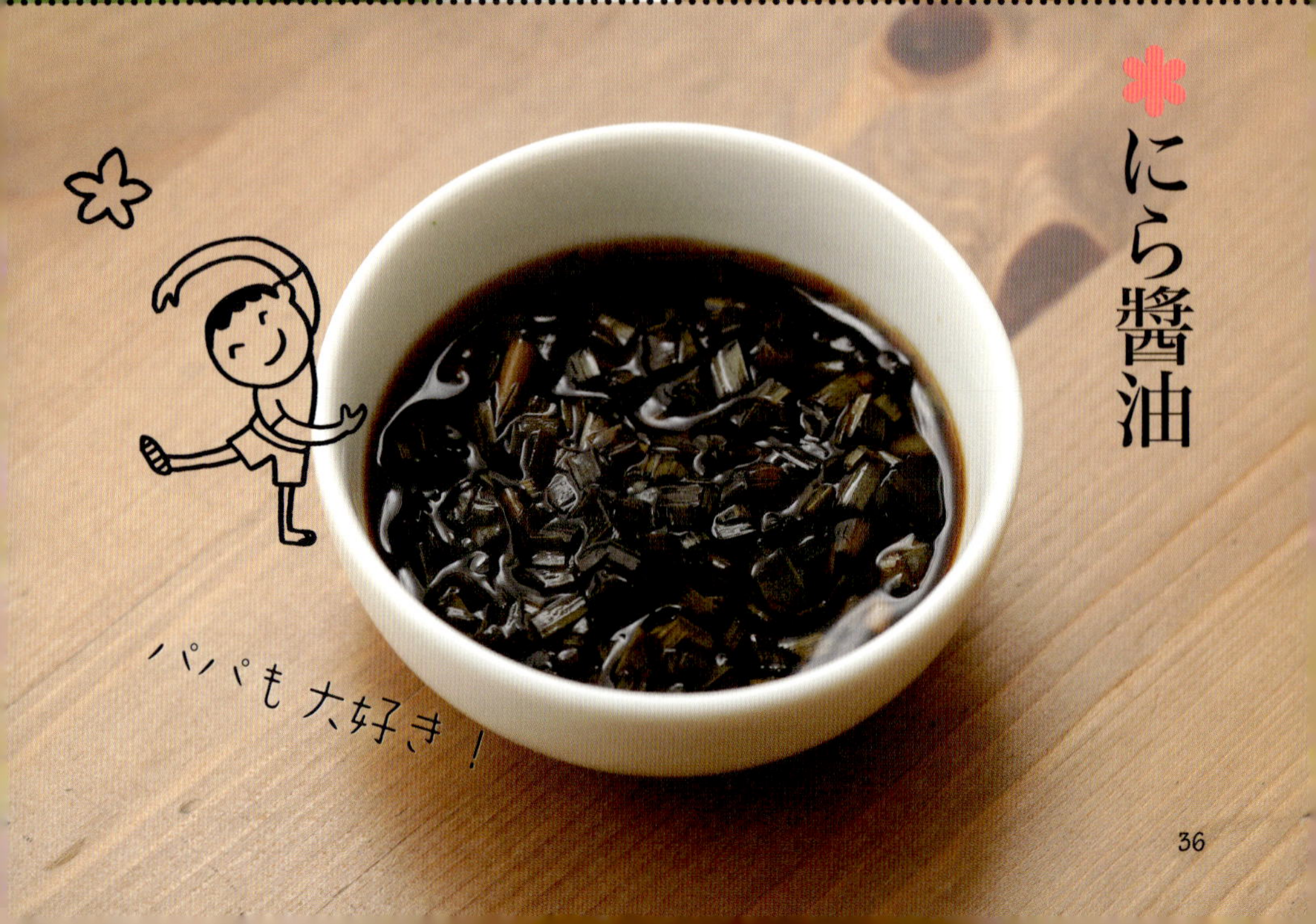

作りやすい分量（3人分）
・菜の花……240g
・醤油または白出汁……小さじ 1.5

step 1 ゆでる

➡ 菜の花を洗う。

➡ 鍋に湯を沸かし、菜の花を根元のかたいほうから入れてゆでる。

step 2 おか上げ

➡ ゆで上がったら水にはさらさずに、おか上げしておく。

➡ 粗熱がとれたら軽く水気を切り、醤油少々をたらしていただく。白出汁でもよい。

おか上げとは？
ゆでたり、煮たりした材料を、ざるなどに上げ自然に冷ますこと。食材が水っぽくなりません。

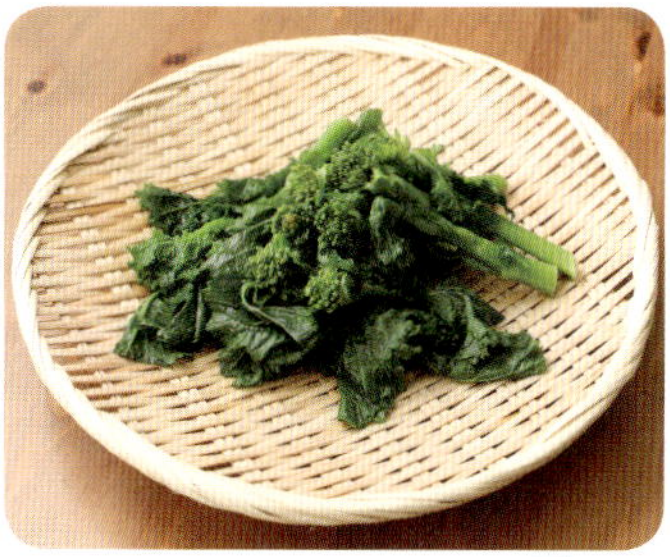

ONE POINT!

◎小松菜の場合は泥がついていることが多いのでよく洗って泥を落とす。このとき、根元をざっくり切り落とすのではなく、葉を1枚ずつはがすようにして洗っていく。根っこの部分は、かたいところを少量のみ切り落とす。

作りやすい分量
・にら……80g（約 1/3 束）
・醤油……150mℓ

step 1 加える

➡ 瓶など密閉できる容器を準備し、煮沸消毒しておく。

➡ にらを小口切りにする。

➡ 容器に、にらを入れ醤油を加える (目安はひたひた)。

step 2 寝かせる

➡ そのまま冷蔵庫で1週間以上、寝かせる。

➡焼き魚、卵、お好みの野菜などにつけて食べる。

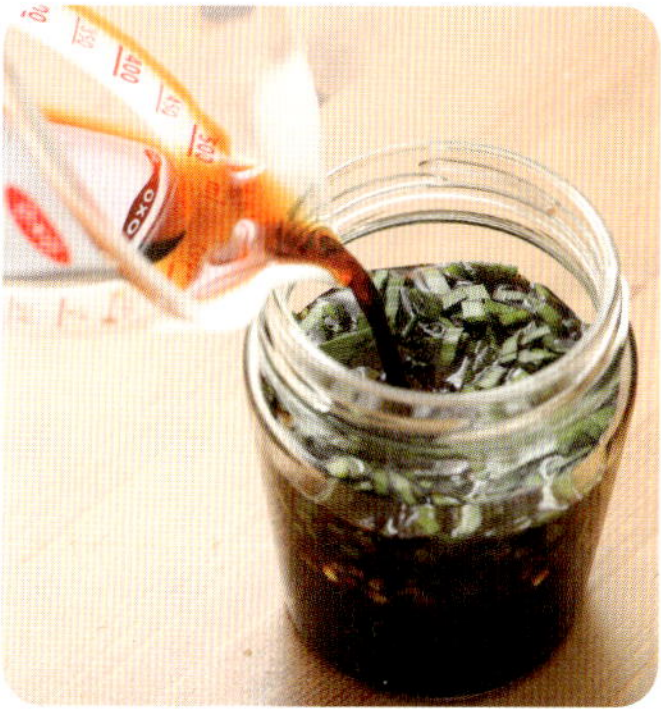

ONE POINT!

◎煮沸消毒は、グツグツと瓶を煮るのがむずかしい場合は、熱湯をかけるだけでもOK！

食べトレコラム

日本人とカルシウム問題

古代からカルシウムが不足したことがなかった日本人が、いまやカルシウム不足になっています。その理由の一つは、食材の栄養価や生命力が下がっているから。たとえば栄養価が5分の1になった食材があるとします。その食材の栄養素を昔と同じだけの量をとろうと思ったら、5倍の量をとらなければなりません。ですが、5倍の量なんて食べられるわけがないので不足しているのです。

もう一つの理由はマグネシウム不足です。「カルシウムをとりましょう」と巷ではよく言われていますが、カルシウムだけとっても何の役にも立ちません。カルシウムにはマグネシウムが必要です。マグネシウムは、海草や豆腐をつくるときにできるにがりに入っています。海に囲まれて暮らしていた日本人は、カルシウムを牛乳からとる必要などなかったのに、食文化が変わり、「魚を食べない」「味噌汁を食べない」となってきたことから、カルシウム不足になりました。

そもそも栄養学とは海のない国・ドイツで生まれました。ドイツ人はあまり魚を食べませんし、海草も食べません。そのために牛乳でカルシウムをとりましょうとなるのです。日本もドイツも食性が違うのですから、8割が乳糖不耐症だといわれる日本人が牛乳を毎日のまなければならない理由はありません。

焼き魚に味噌汁といった和食を食べるのは、日本人にとって理にかなったことなのです。

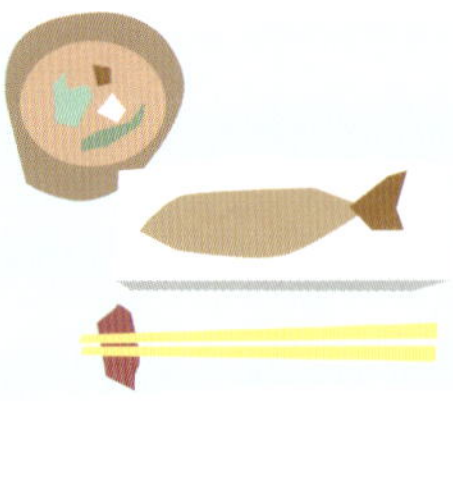

Chapter 4

夏のレシピ

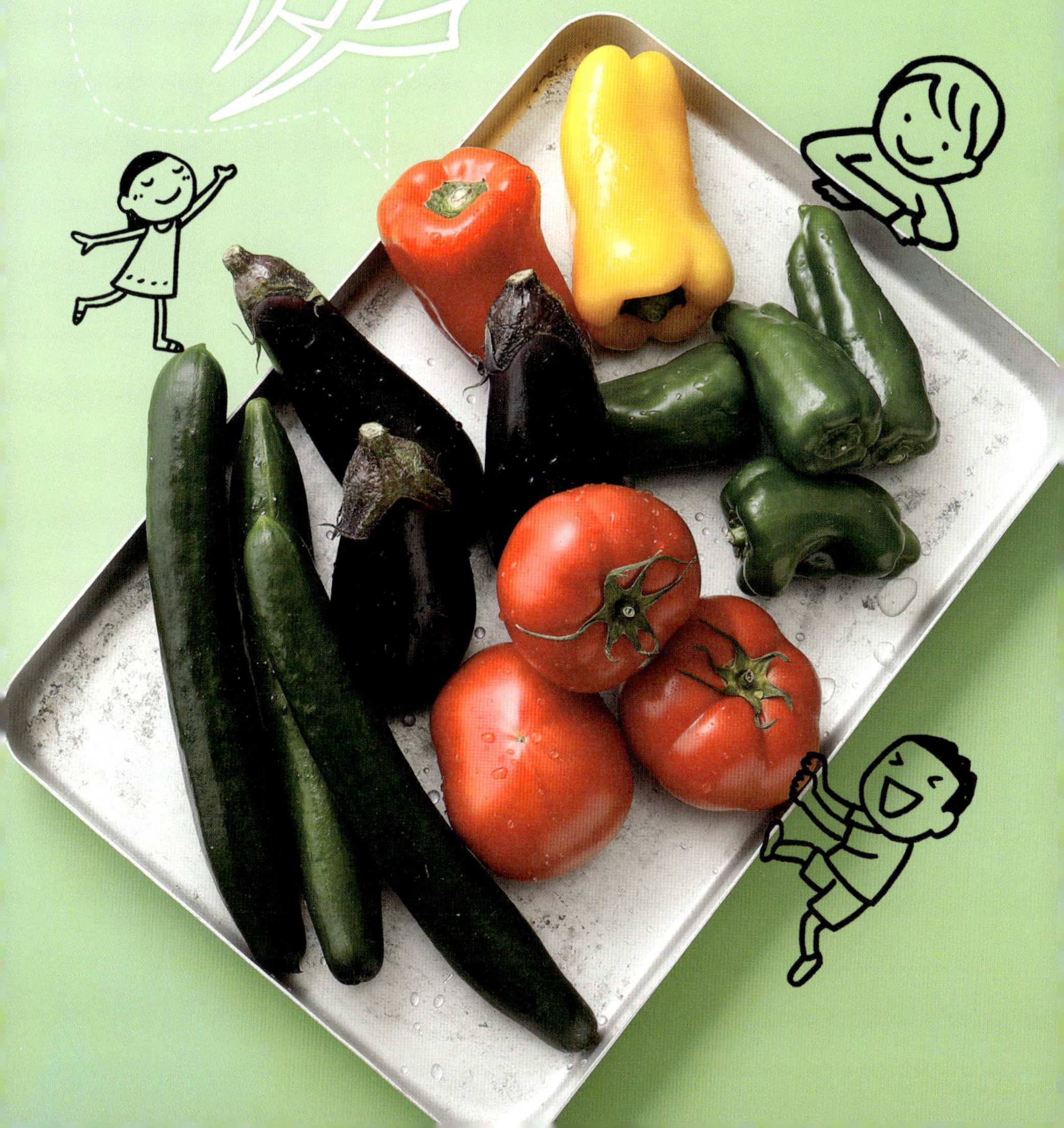

夏の過ごし方と注意点

食材 赤いもの、苦味のあるもの

調理法 加熱をしない

サポート 心・小腸

この季節はカラダの中にこもる熱を、いかに放出させてあげるかがポイントです。汗をかくことによって体温を調節しているので、汗をしっかりかけるカラダをつくりましょう。

近年の日本の夏は暑いですよね。昔の「食養生」では生野菜はカラダを冷やすので食べませんでしたが、酷暑となった現代の日本の夏を乗り切るためにも食べトレでは、夏こそ生野菜を取り入れていただきたいと思います。トマトやなすやきゅうりなどの夏野菜はカリウムが多く含まれるため、ナトリ

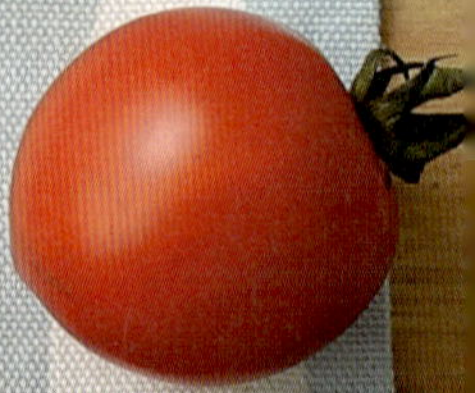

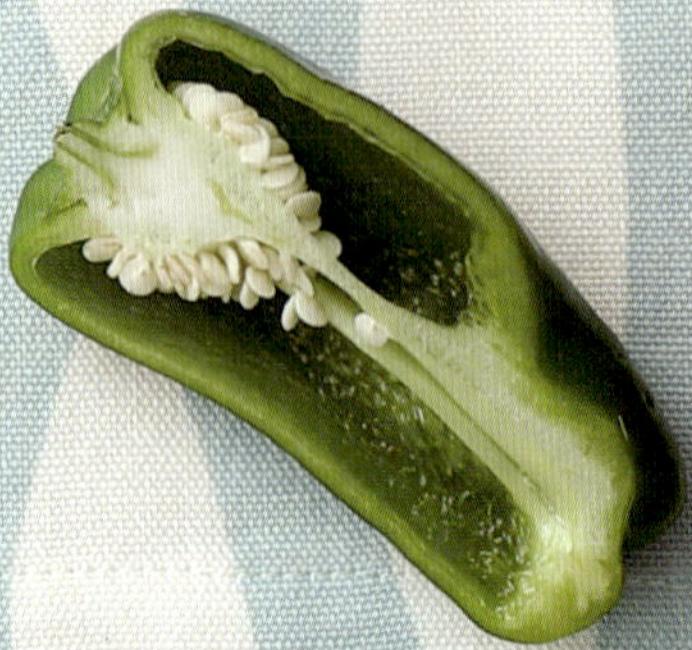

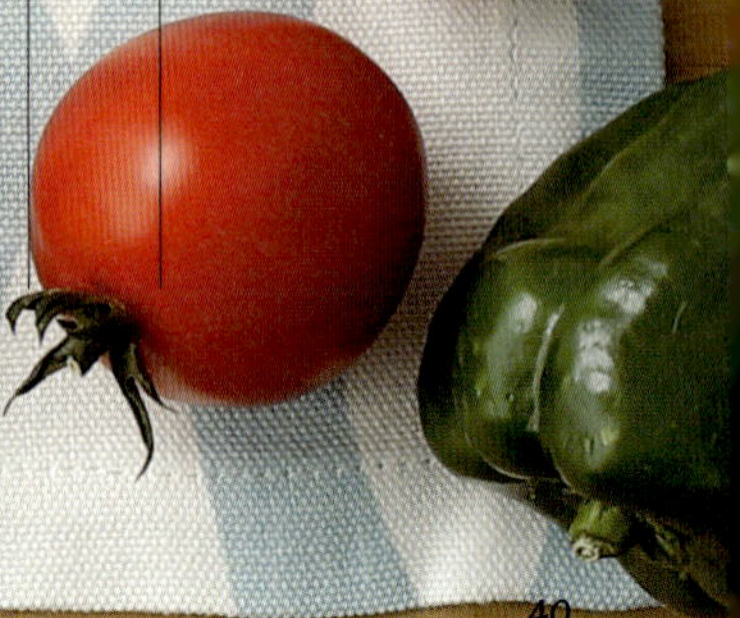

ウムを排出しやすくなります。その結果、水分代謝が良くなるのです。

ただし、やみくもに冷やせばいいというわけではありません。良いと言われる食材でも、とりすぎはかえってカラダの負担になります。そこでぜひ使ってほしいのが味噌です。味噌が、ミネラルバランスを整えてくれます。食材のチカラを使いこなすには、その量や食べあわせもポイントです。味噌は最強のスーパーフード。野菜スティックに味噌という、昔からの定番メニューにはちゃんと理由があるのです。

スイカや夏野菜など、ほどよくカラダの熱をとってくれる食材のチカラを使うとアイスクリームやジュースなどをほしがる欲求も自然におさまります。

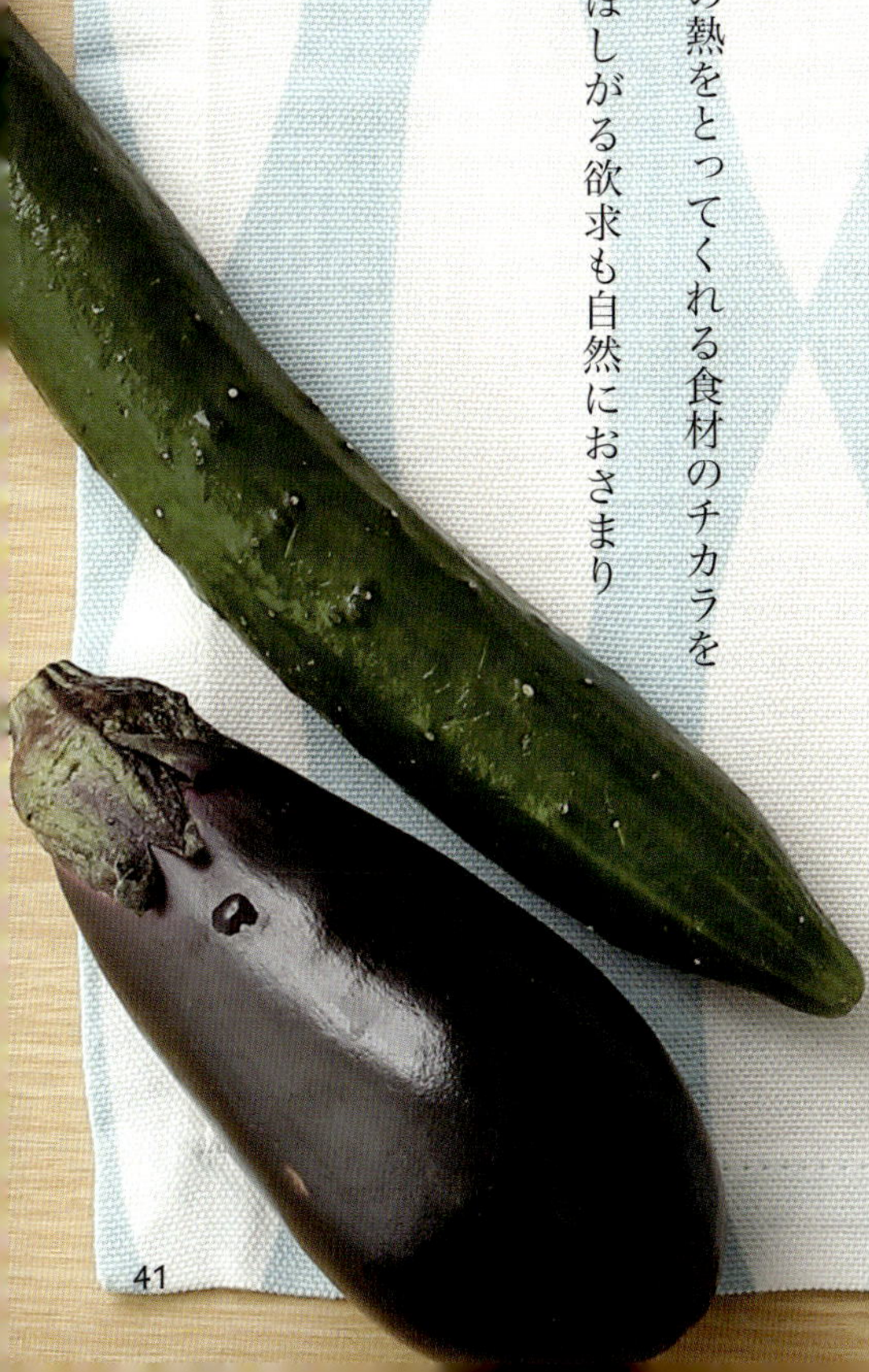

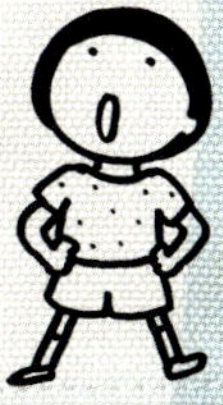

あらめ玄米ビーフン
夏の味噌汁

カラダを冷やす夏野菜で
暑さをコントロール！

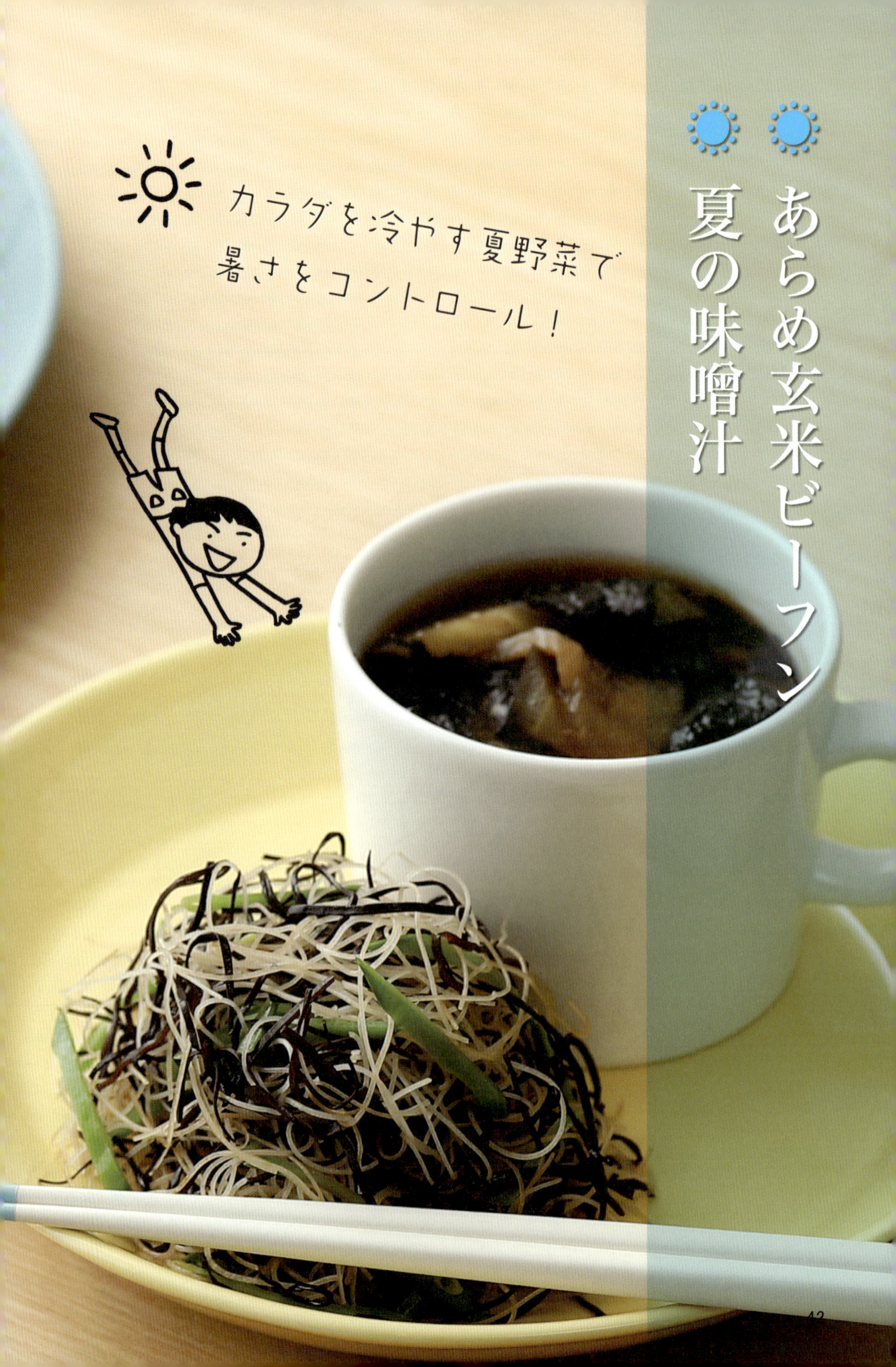

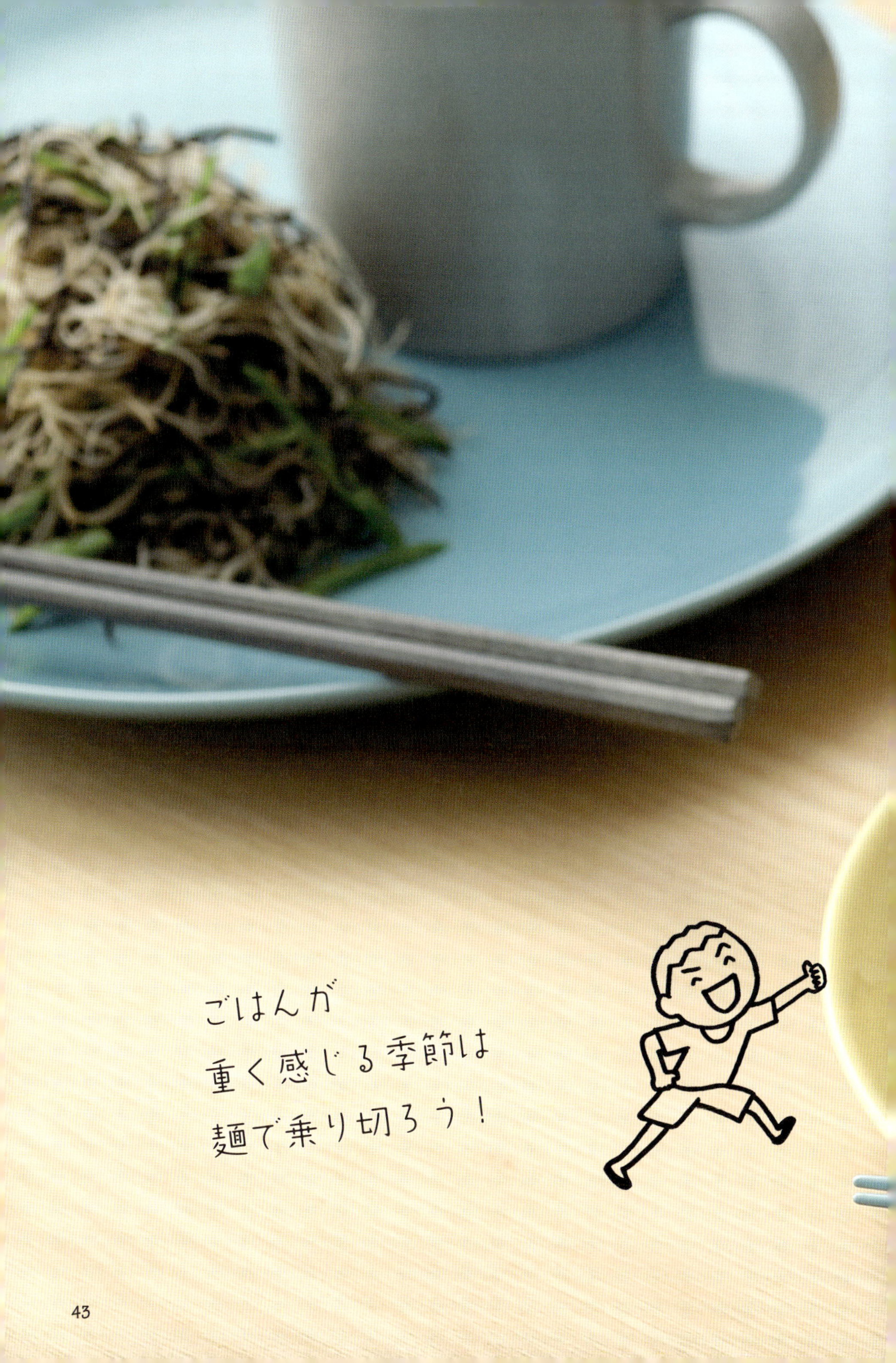

ごはんが
重く感じる季節は
麺で乗り切ろう！

あらめ玄米ビーフン

作りやすい分量（3人分）
・あらめ……15g
・玄米ビーフン……1玉
・絹さや ……10個ぐらい
・醤油 ……大さじ1
・ごま油 ……小さじ1

step1 ゆでる

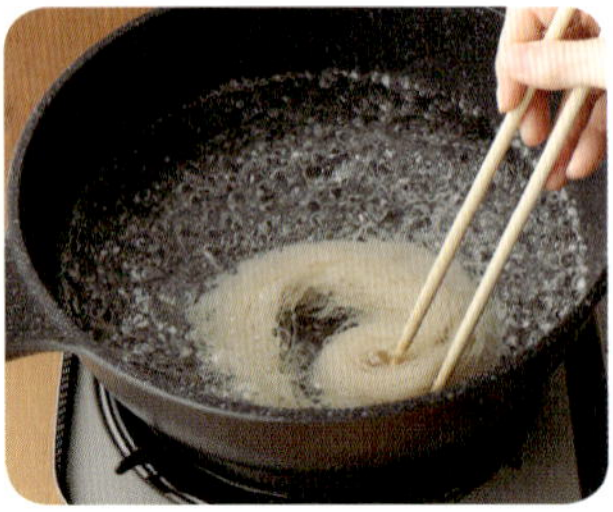

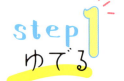

➡ あらめはさっと洗って、ざるにあげる。
➡ 絹さやを千切りにする。
➡ 鍋にお湯を沸かし、絹さやをさっと湯通しする。

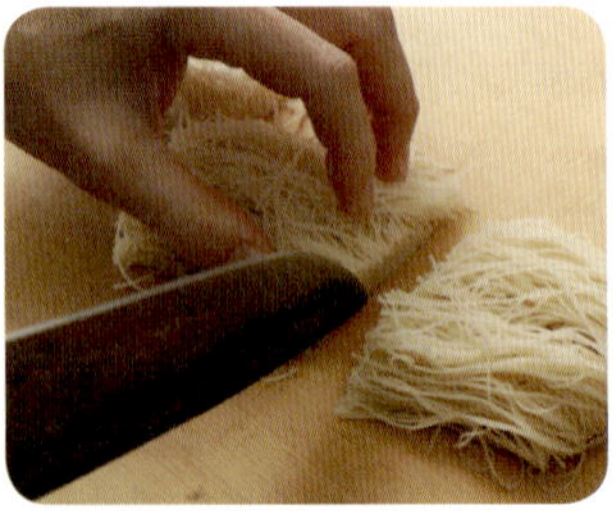

➡ 同じお湯で玄米ビーフンを30秒ほどゆで、まな板にあげて切る。

step2 炒める

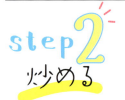

➡ フライパンにごま油を入れてあらめを炒める。
➡ ジューっという音がなくなったら、醤油を入れる。
➡ 醤油の水分がなくなってきたら、絹さやを加えてさっと炒めて 火を止める。

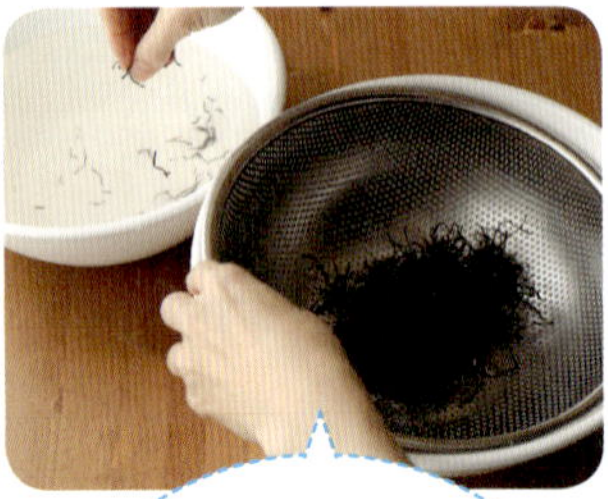

あらめやひじきなどの海藻類を洗うときは、目の細かいざるを使います。浸水させなくてもOKです。ひじきと比べて火が通りやすいあらめは夏にピッタリ。

夏の味噌汁

作りやすい分量（3人分）

・なす ……２個
・海苔 ……1人1/2枚
・出汁（昆布７：椎茸３）……500mℓ
・味噌（豆味噌２：麦味噌１）……30g

step1 火にかける

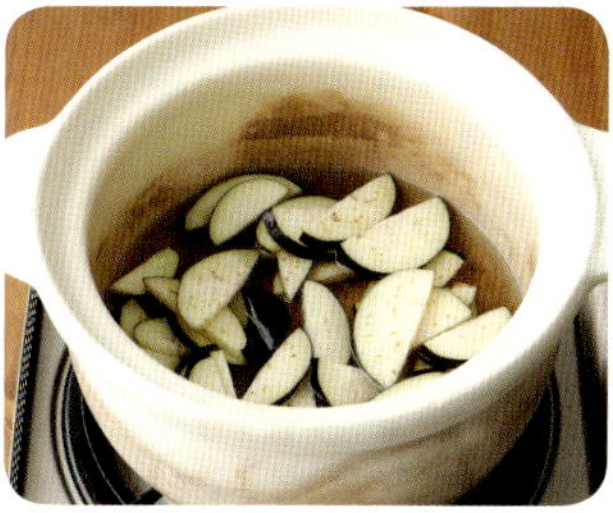

➡ なすは洗ってヘタを取り、縦半分にしてから一口サイズのななめ切りにする。

➡ 土鍋になすと出汁を少し残して入れて火にかける。

step2 出汁を入れる

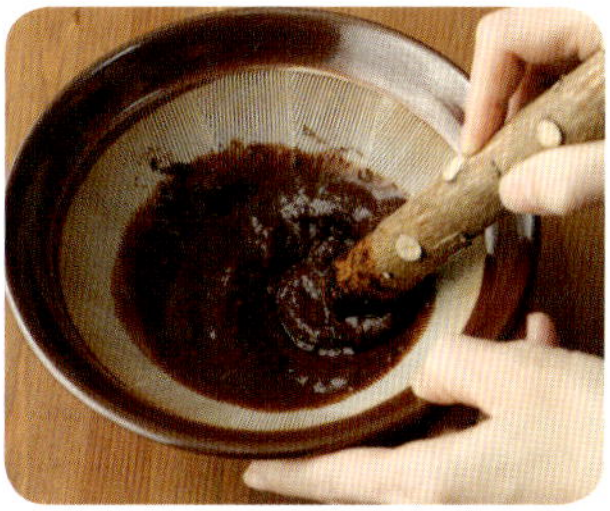

➡ナスが柔らかくなったら、味噌を少し残しておいた出汁で延ばして加え、沸騰する寸前に火を止める。

➡ 海苔は一人分ずつお椀にちぎっていれおき、味噌汁を注ぐ。

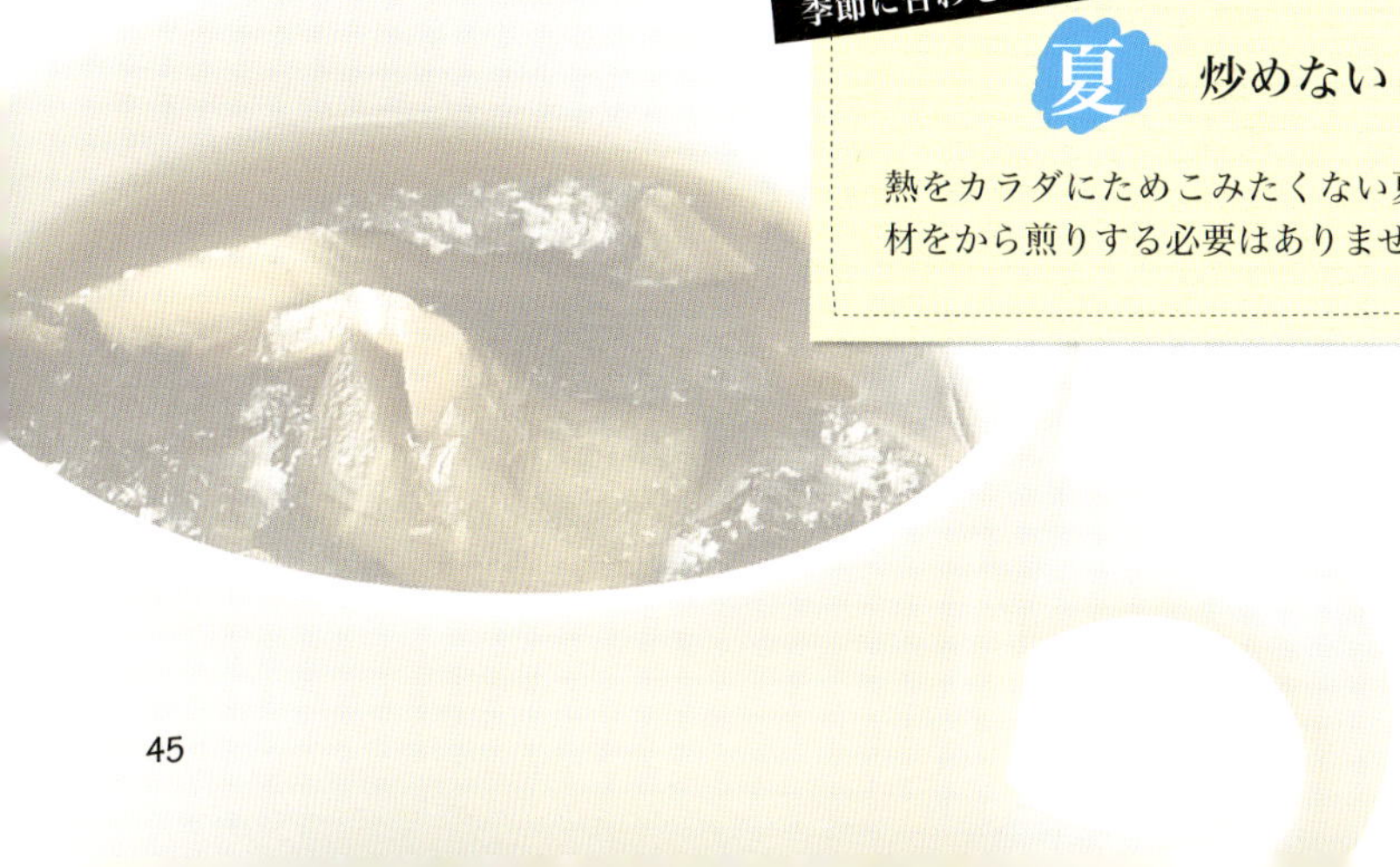

季節に合わせた味噌汁を作ろう！

夏 炒めない

熱をカラダにためこみたくない夏は、食材をから煎りする必要はありません。

甘味噌で食べるきゅうりスティック
なすのディップ

トマト、パプリカも
おすすめです

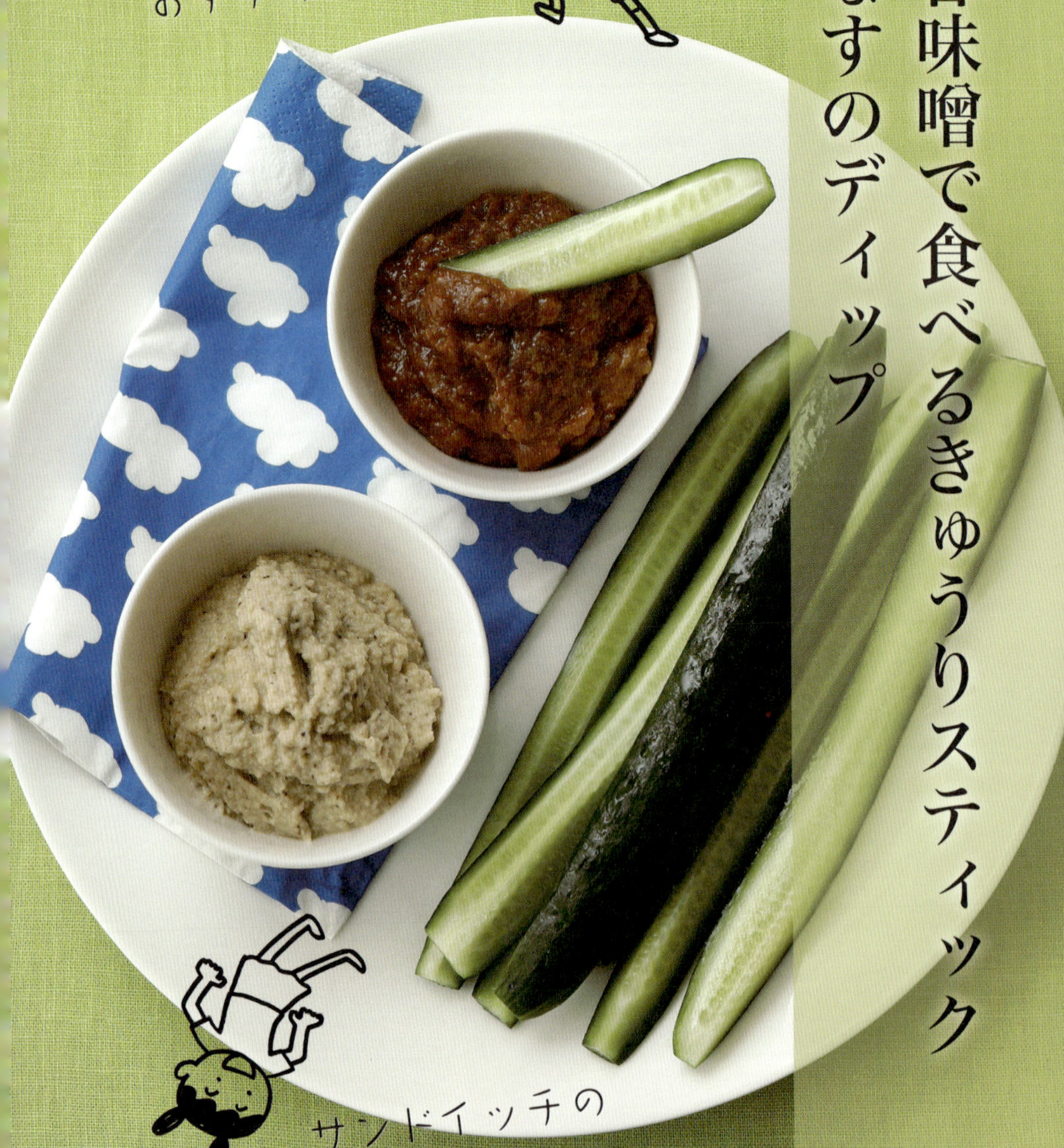

サンドイッチの
スプレッドでも！

甘味噌で食べるきゅうりスティック

作りやすい分量（3人分）
・きゅうり……2本
・板ずり用の塩……適量
・麦味噌…… 大さじ3
・甘酒（希釈してないもの）……大さじ1.5

ONE POINT!

◎少し甘めのディップとして、ふろふき大根の味噌あんや、ごはんのおともとしても使えます。

step1 切る

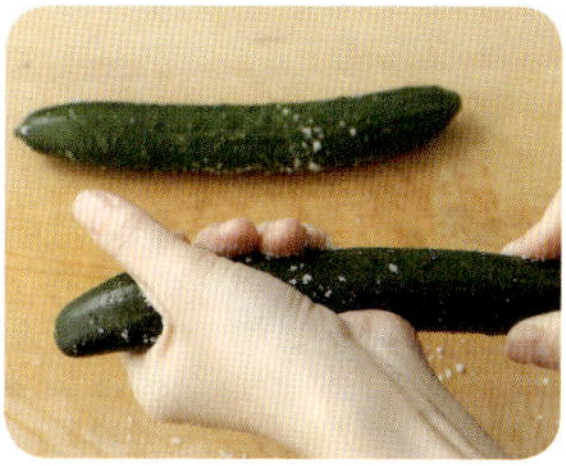

➡きゅうりは塩をして板ずり（手でこすってもいい）する。食べやすい大きさのスティック状に切る。

step2 まぜる

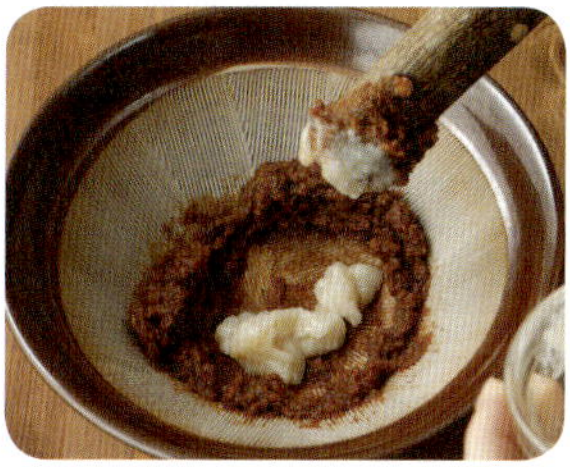

➡麦味噌をすり鉢ですり、そこに少しずつ甘酒を足して、好みの甘み、かたさに仕上げる。

ナスのディップ

作りやすい分量（3人分）
・なす……3個
・白ごまペースト……大さじ1
・オリーブオイル……大さじ1
・レモン汁……小さじ1
・塩……小さじ1/4
・麦味噌……小さじ1

ONE POINT!

◎フードプロセッサーがない場合は、すり鉢でも代用できます。白ごまペーストやオリーブオイルは、ディップのかたさを見ながら加減して入れると失敗しません。

step1 焼く

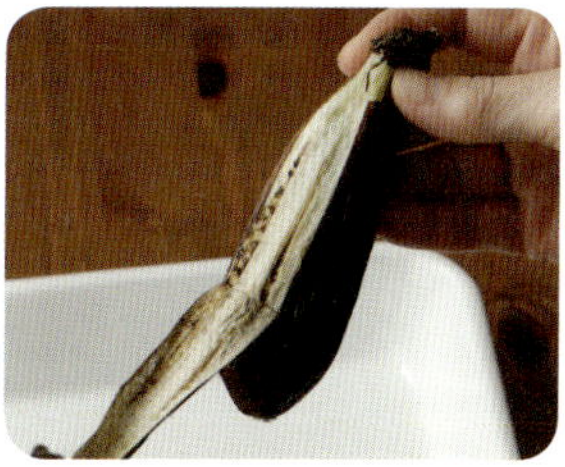

➡なすは皮付きのまま、オーブンまたはトースターに入れ、皮が焦げるぐらいまでじっくり20分程度焼く。焼けたなすの皮を熱いうちにむく。

step2 まぜる

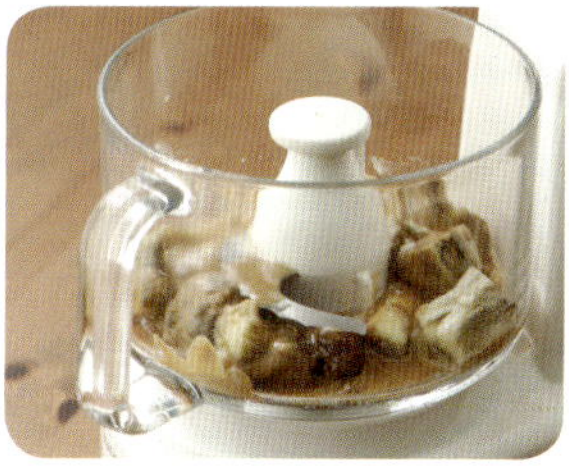

➡皮をむいたなすほか全てをフードプロセッサーに入れてまぜる。

野菜のウォーターソテー

じっくりと火にかけるので
野菜の旨味が引き出せる！

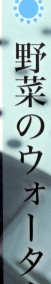

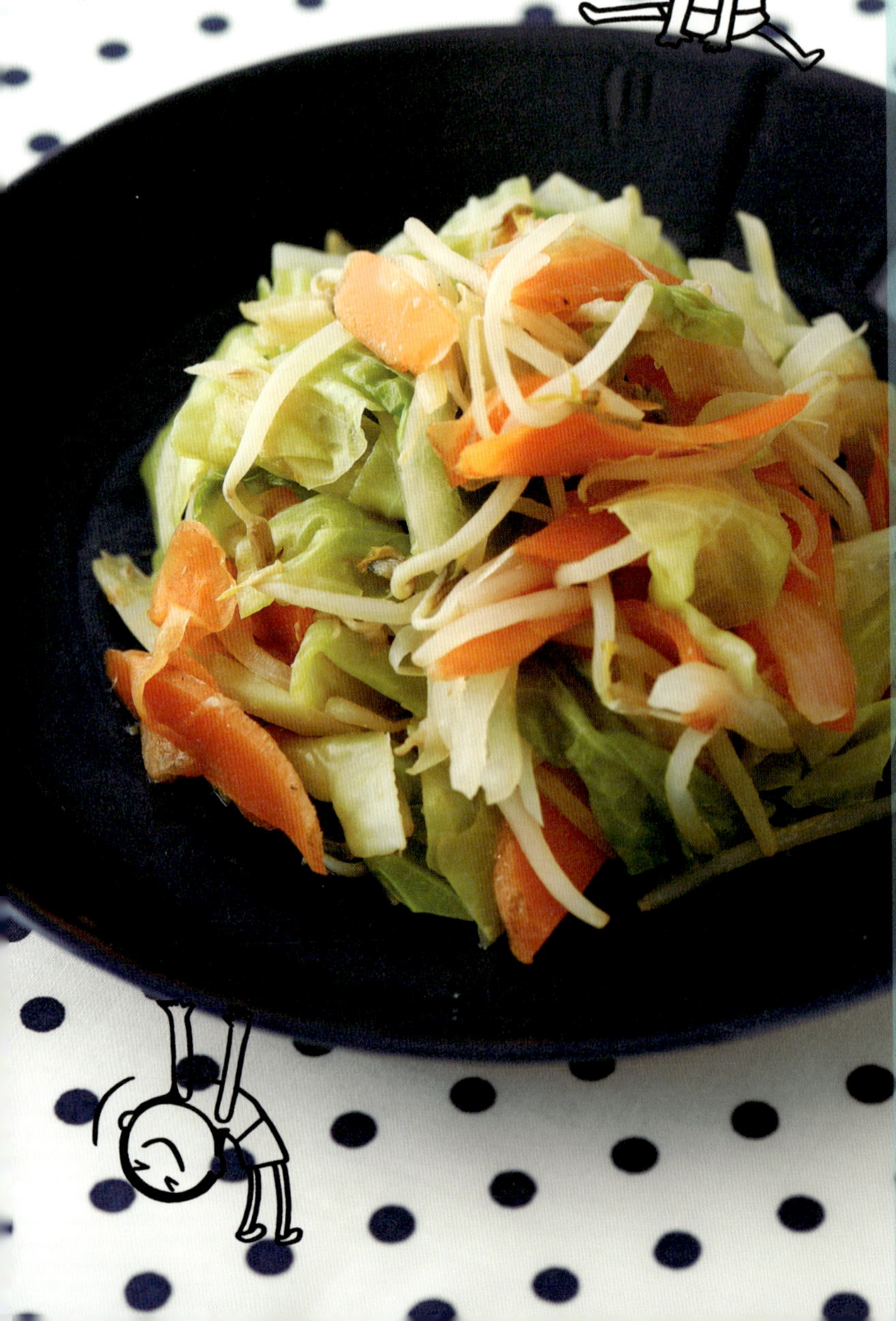

作りやすい分量（3 人分）

- 野菜……400g
  （キャベツ、にんじん、玉ねぎ、もやしなど）
- 塩……ひとつまみ
- 豆乳……大さじ 1
- 麦味噌……小さじ 2

step1 蒸す

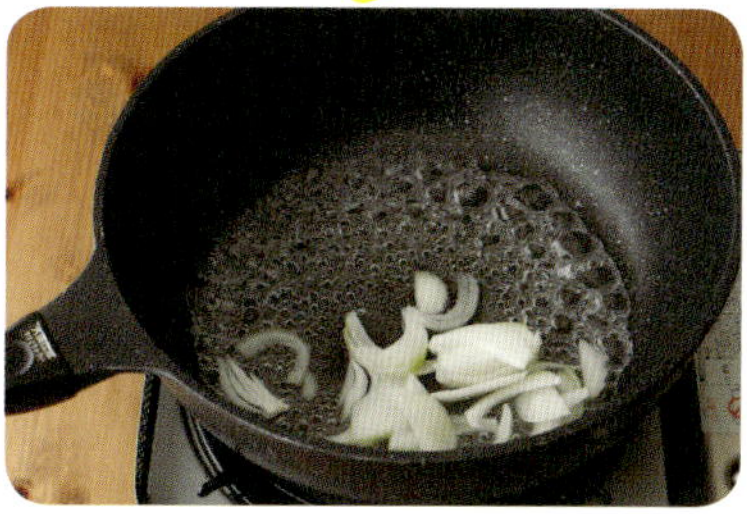

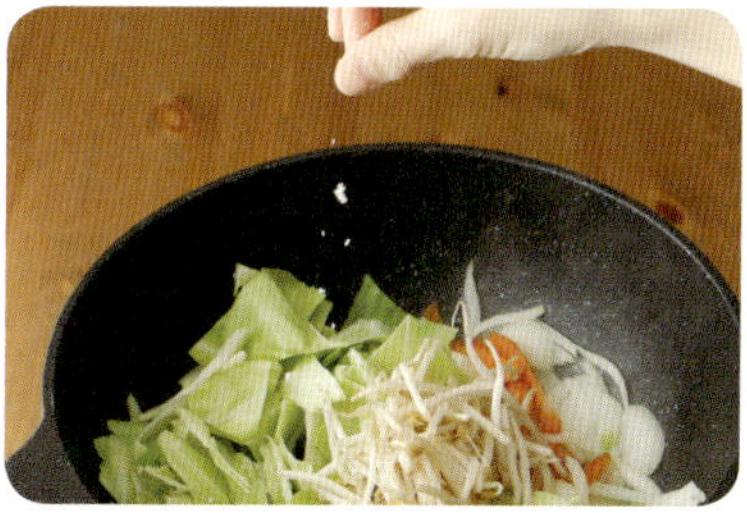

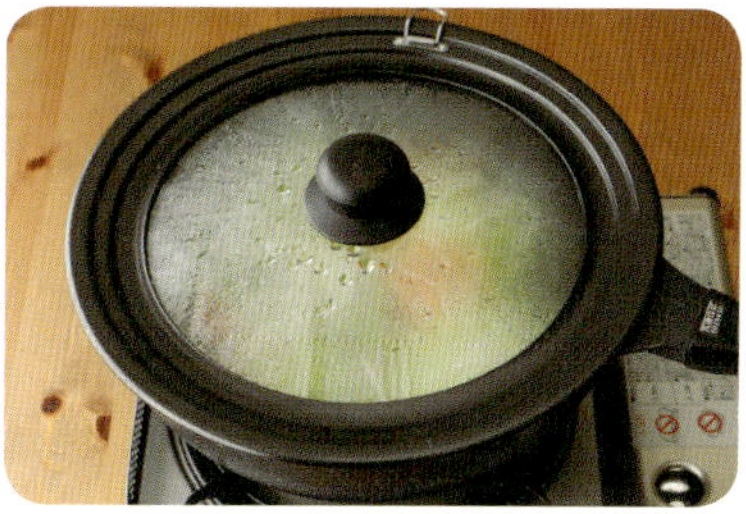

➡野菜を一口サイズに切る。

➡フライパンに野菜を入れ、ひとつまみの塩をふり、ウォーターソテーする。

step2 まぜる

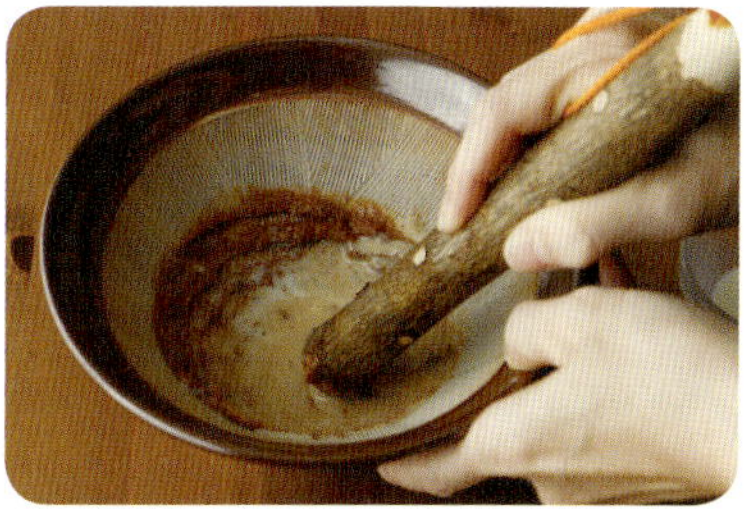

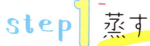

➡麦味噌をすり鉢ですり、豆乳で伸ばしておく。

➡野菜に火が通ったら、豆乳で伸ばした麦味噌を回し入れ、軽くまぜ合わせてできあがり。

ウォーターソテーってなに？

誰でもかんたんにできる蒸し焼きです。フライパンの底を覆うくらいの深さ（5 ミリから 1 センチ）の水を沸騰させてから野菜を入れる。油を使わず調理の温度が高くならないので素材に熱がこもりにくく、なおかつ、ふたをしてほったらかしにできるので、暑い季節にぴったり。

トマトソース

トマトの旨味をギュッと
とじこめて！

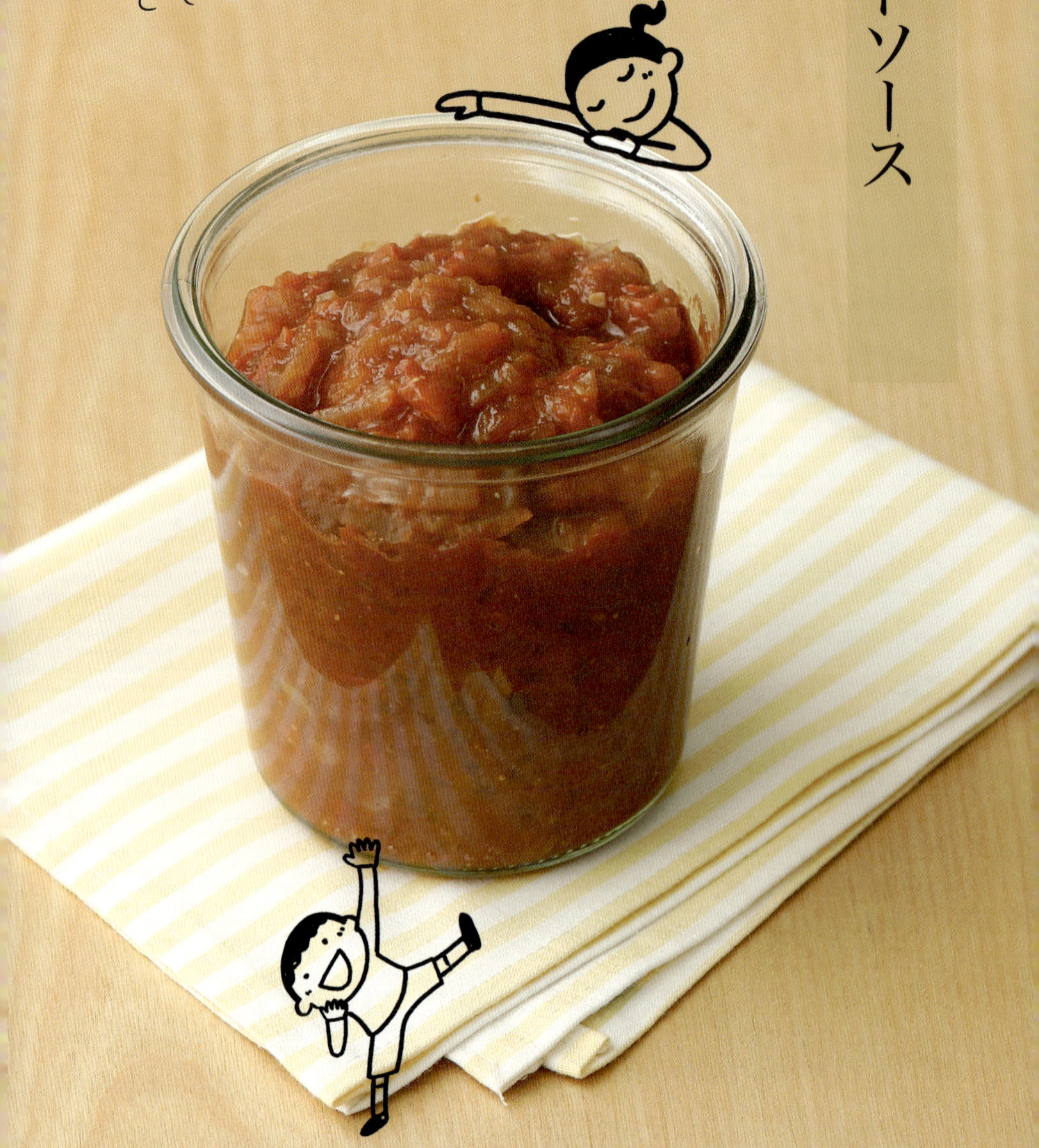

作りやすい分量（3 人分）

・トマト……大 2 個
・玉ねぎ……中 1 個
・オリーブオイル……大さじ 1
・豆味噌……大さじ 1
・塩……ひとつまみ

step1 切る

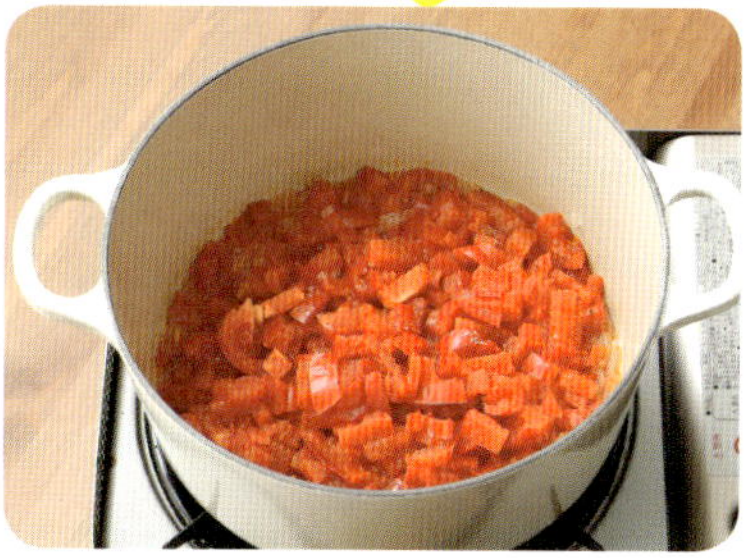

➡玉ねぎ、トマトはみじん切りにする。トマトの皮の舌触りが気になる場合は、トマトを湯むきしてからみじん切りする。
水煮缶を使うときは潰すだけでもよい。

step2 煮る

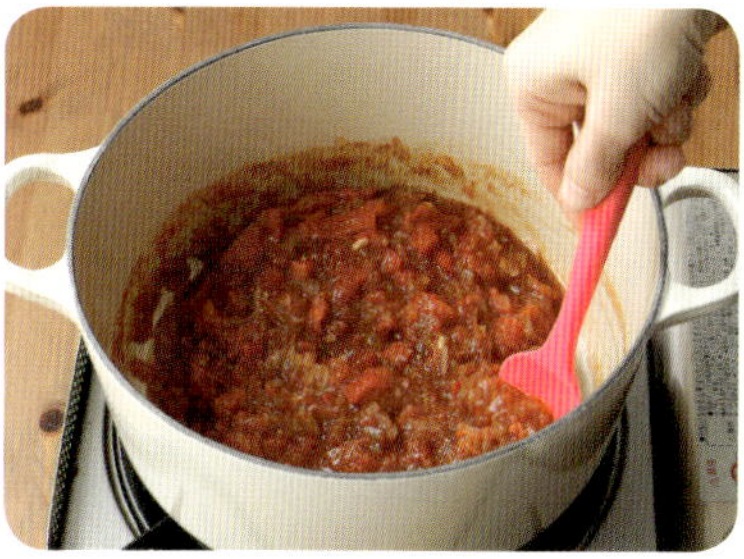

➡厚みのある鍋か土鍋にオリーブオイル、玉ねぎのみじん切り、トマト、塩を入れて火にかけ、そのまま弱火で 20 分加熱する。このとき、かき混ぜない。

➡野菜がやわらかくなったら、強火にして煮立たせる。

➡すり鉢ですり混ぜた豆味噌を加える。味を加減しながら量を調節する。

ONE POINT!

◎豆味噌を加えることで味にコクと深みが出ます！

MEMO

トマトには、アミノ酸の一種であるグルタミン酸が多く含まれています。トマトのさわやかな酸味のもとであるクエン酸も豊富なので夏バテにも効果あり。夏にぜひとっていただきたい野菜です。生食が苦手なお子さんも、ソースなら喜んで食べてくれます。

食べトレコラム

食べるならほどほどに

砂糖、小麦、乳製品。この3品目は、子どもが食べたときに体に及ぼす影響（インパクト）が大きいため、毎日食べなくてもいいんじゃないかと思います。

カラダの影響で考えてみると、わかりやすい例えとして、アルコールは少量とっただけでも酔ってしまう人がいます。一方、にんじんを食べてもアルコールのような差異はほとんどありません。そういう意味で食材を分類すると、子どもにとって小麦と乳製品と砂糖はインパクトが大きい食材となります。

小麦は、品種改良が進んでいて昔の小麦とは、似て非なるものです。ポストハーベスト（残留農薬）も多く、なおかつ食べている量は昔と比べて10倍にものぼります。最近ではセリアック病などのように、腸を傷つけることでも知られており、「排出をする臓器」に悪さをするので、気をつけたい食材です。

最近は「砂糖をあまりとらないほうがよい」ということがあちこちで言われるようになりましたが、市販されているソースやカレールーなどの加工食品の中には大量に砂糖が入っていることが多いのです。そのため「自分でつくる料理ぐらいは砂糖は使わないでおこう」ということです。

乳製品も気をつけたい食材です。牛のエサ、飼育環境、ホルモン剤、抗生剤、搾乳したあとの製造工程、パッケージの問題ということを考えたときに、カラダに及ぼすインパクトは小さくはありません。海外では牛乳が乳がんの原因のひとつになる、というデータもあります。内臓に炎症を起こすというデータもあるのに日本ではあまり知られていません。

繰り返しますが、砂糖、小麦、乳製品が絶対に食べてはいけないものだと言っているのではありません。どういうものかを知ったうえで、選べるようになりましょう。それらを毎日食べなくてはいけないものだと思って、積極的に食卓にとり入れる必要はないかも知れません。

Chapter 5

土用のレシピ

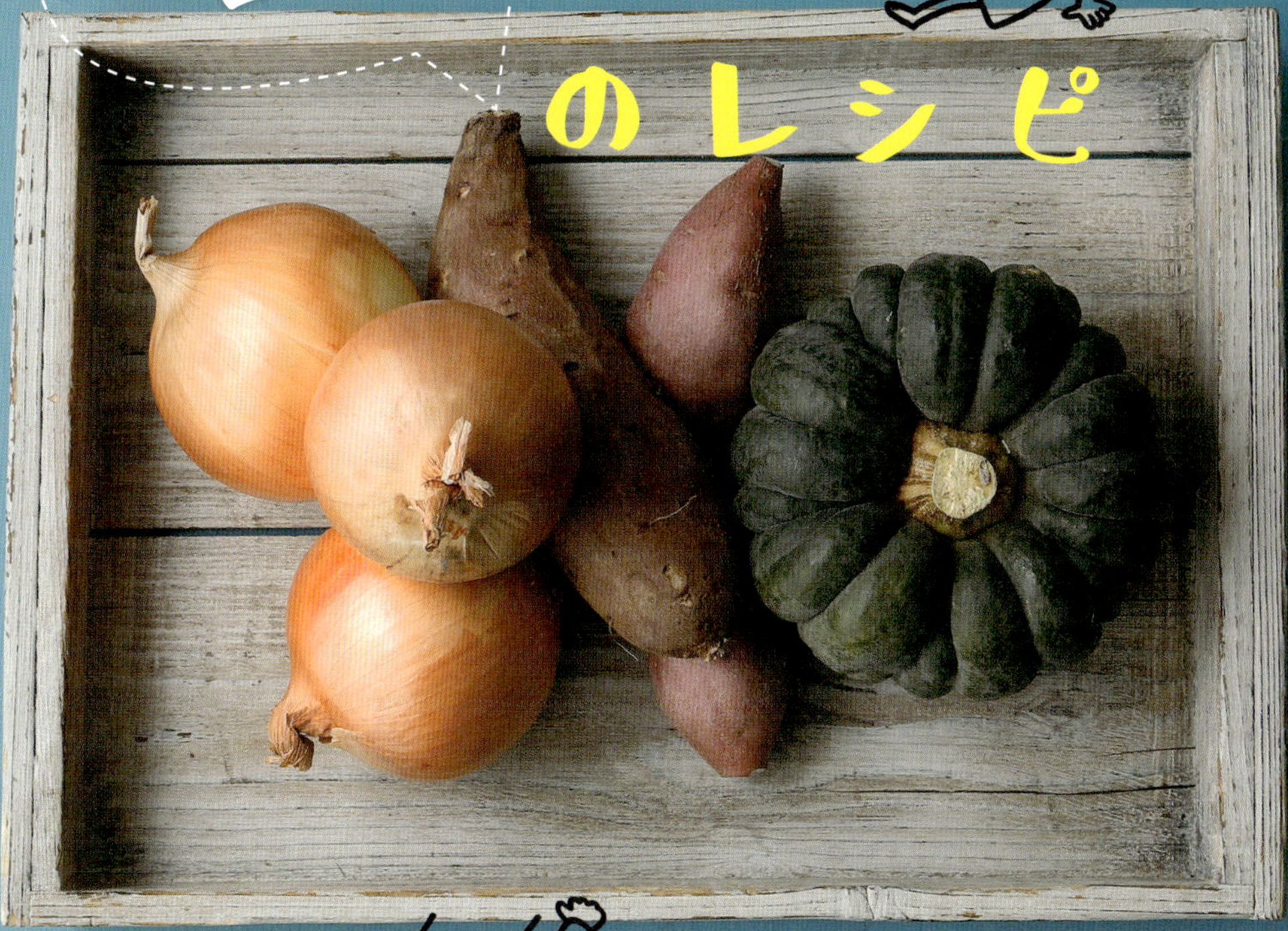

土用（晩夏）の過ごし方と注意点

食材　黄色いもの、甘みのあるもの

調理法　ほどよく加熱

サポート　脾・胃

夏バテで食欲がわかない……。そんな人が増えるのがこの土用の季節です。さらに、季節の変わり目でカラダに負担がかかり、体調を崩しがちです。この季節は消化力を助ける食べ方をしましょう。

東洋医学でいうところの胃や脾（消化器官）は、エネルギーをつくる製造工場といわれています。食べ物を原料にして、ここで消化することにより、エネルギーの源いわゆる「気」を生みますが、実はその気をつくっているのが胃です。食べ物は胃から小腸に行き消化されますが、胃が疲れているとほかの消化器官がどんなにがんばっても限界があります。言い換えれば、胃が丈夫で健康で何を食べても消化する

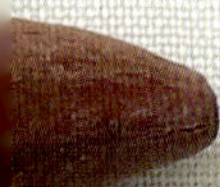

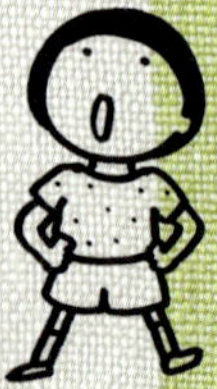

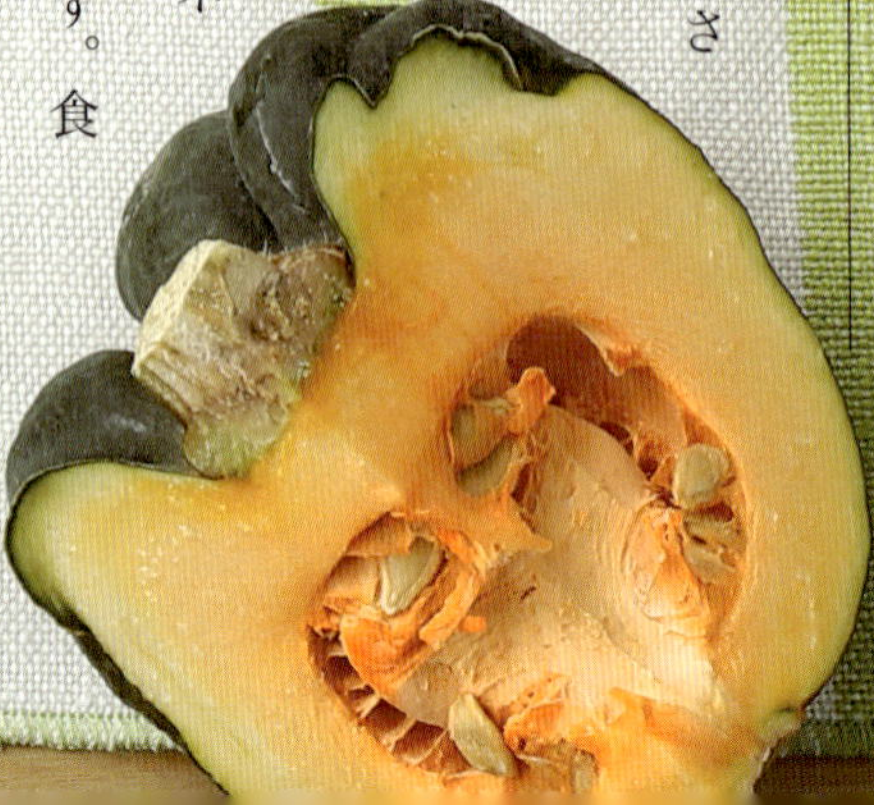

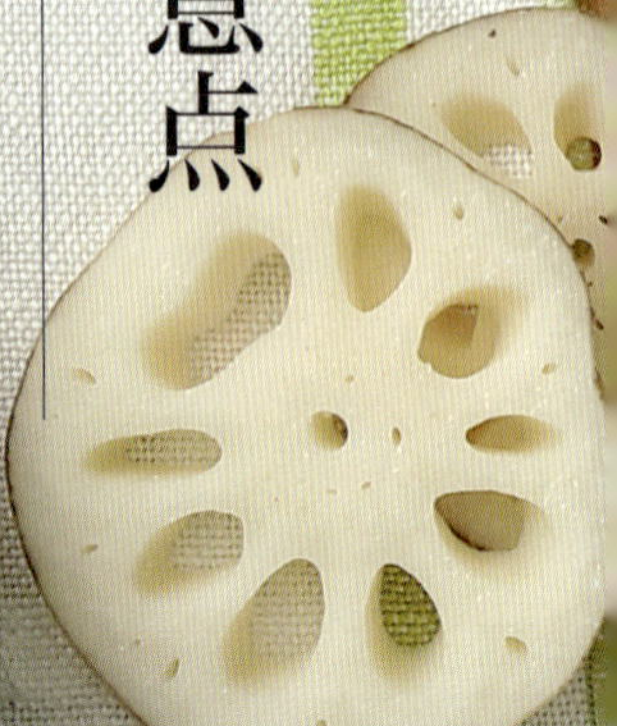

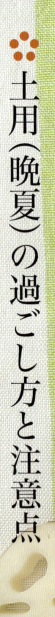

ことができれば、多少のことは大丈夫。胃は、それほど大事な消化器官なのです。

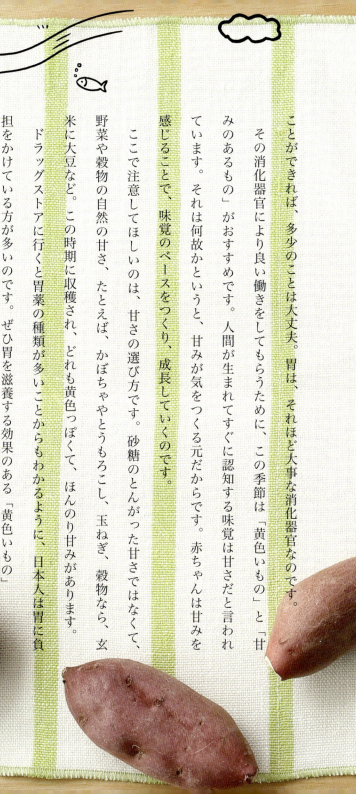

その消化器官により良い働きをしてもらうために、この季節は「黄色いもの」と「甘みのあるもの」がおすすめです。人間が生まれてすぐに認知する味覚は甘さだと言われています。それは何故かというと、甘みが気をつくる元だからです。赤ちゃんは甘みを感じることで、味覚のベースをつくり、成長していくのです。

ここで注意してほしいのは、甘さの選び方です。砂糖のとんがった甘さではなくて、野菜や穀物の自然の甘さ、たとえば、かぼちゃやとうもろこし、玉ねぎ、穀物なら、玄米に大豆など。この時期に収穫され、どれも黄色っぽくて、ほんのり甘みがあります。

ドラッグストアに行くと胃薬の種類が多いことからもわかるように、日本人は胃に負担をかけている方が多いのです。ぜひ胃を滋養する効果のある「黄色いもの」「甘みのあるもの」を積極的にとり入れて、胃や脾を養ってあげてください。

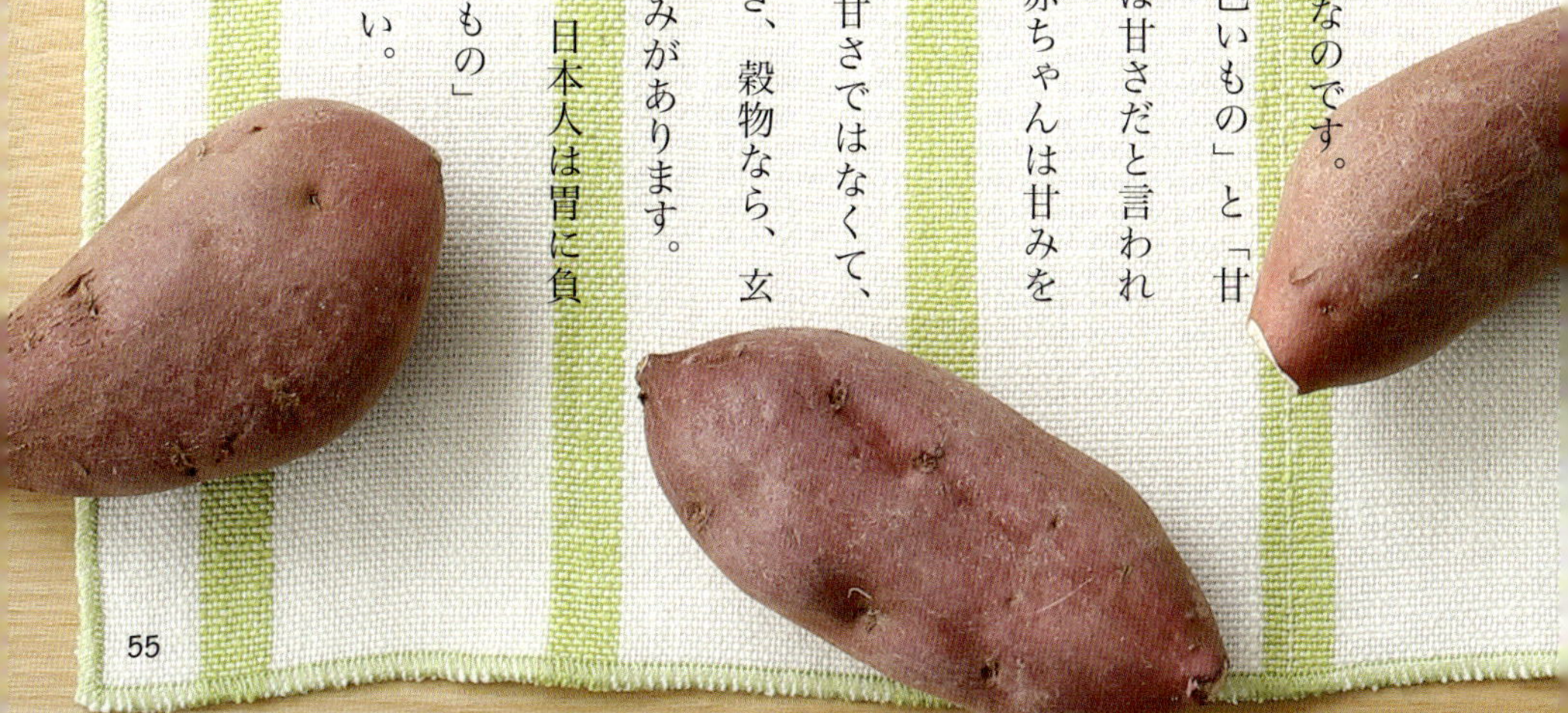

玄米ご飯 とうもろこし入り
土用の味噌汁

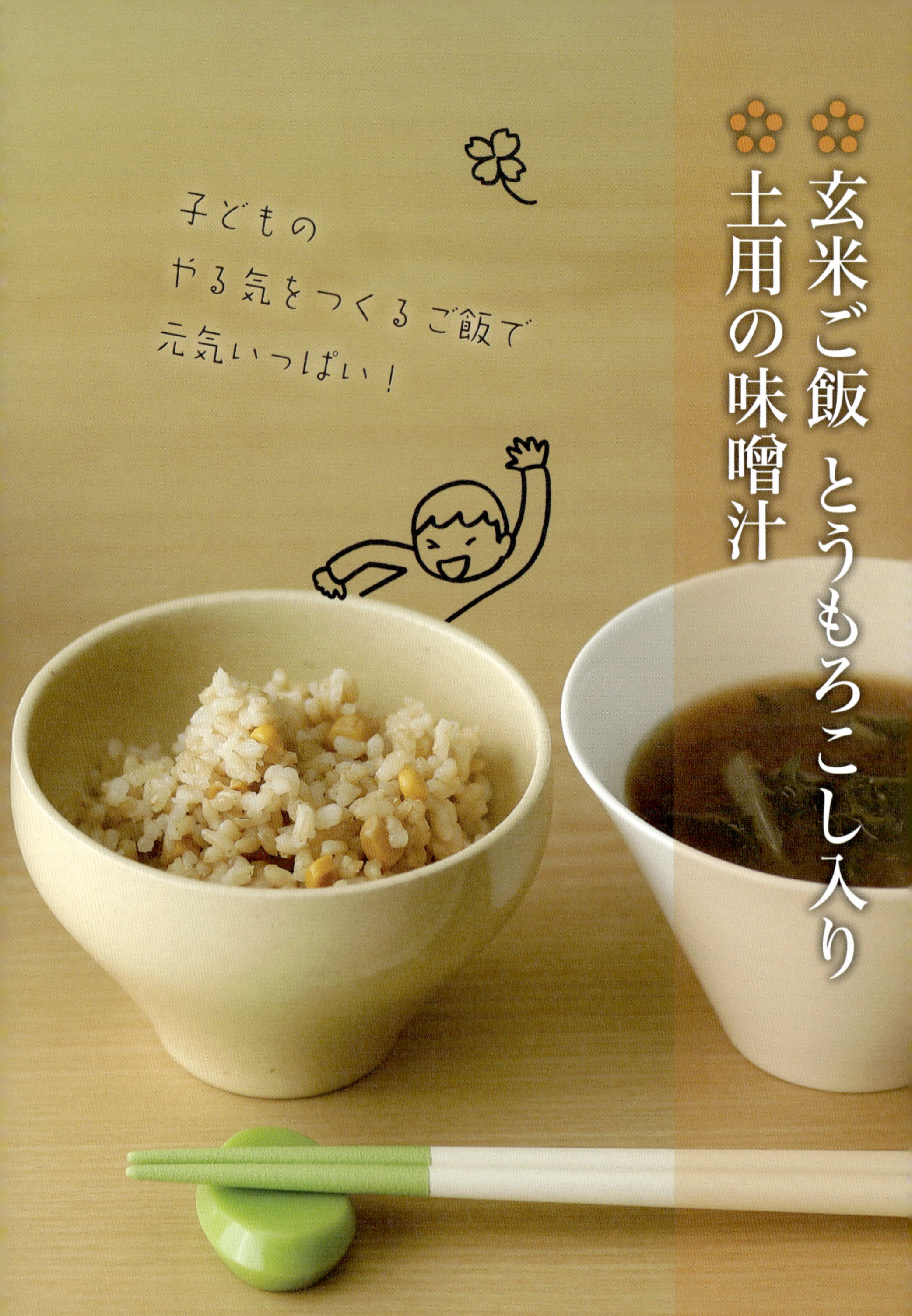
子どもの
やる気をつくるご飯で
元気いっぱい！

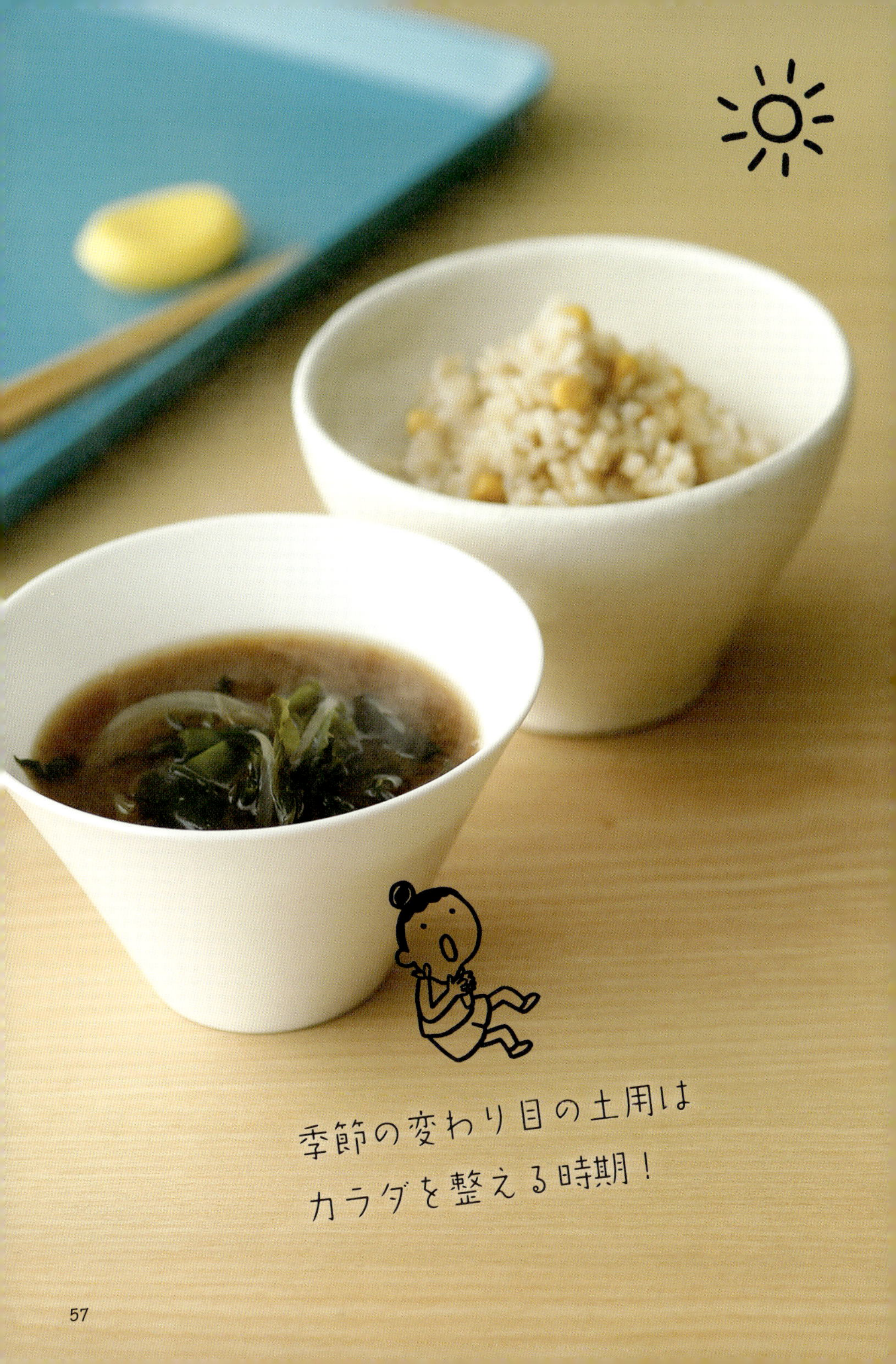
季節の変わり目の土用は
カラダを整える時期！

土用の玄米ご飯
とうもろこし入り

作りやすい分量（3人分）
・玄米……3カップ
・水……800mℓ
・とうもろこし……1本
・塩 ……小さじ1/3

ONE POINT!

◎玄米ご飯を圧力炊きで紹介していますが、土鍋炊きでもOK。土鍋はふんわり軽めの炊き上がりに。また圧力鍋はもちもちの食感にしあがります。そのときの食べたい感じ、体の声に合わせて選んでください。

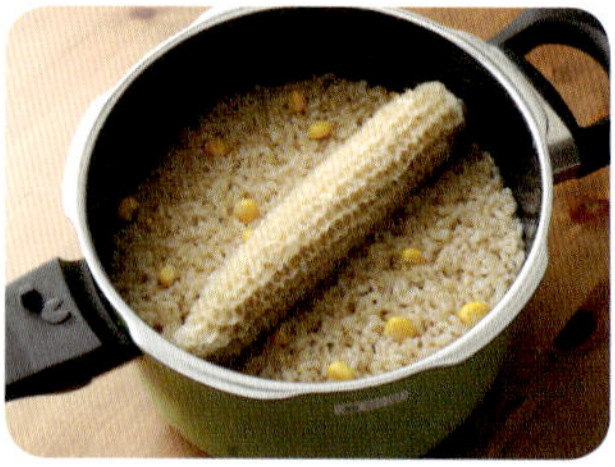

➡基本の炊き方と同じですが、炊くときにとうもろこしの芯と実をのせる。

土用の味噌汁

作りやすい分量（3人分）
・玉ねぎ……1/2個
・乾燥わかめ……３つまみ
・味噌（豆味噌7、麦味噌3）……合わせて30g
・出汁（昆布7、椎茸3）……500 mℓ

step1 切る

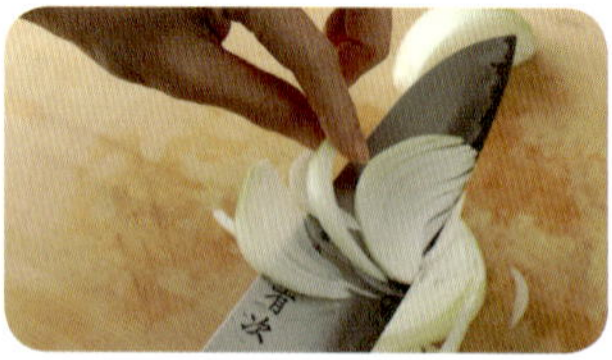

➡玉ねぎは食べやすい大きさ切る。

➡乾燥わかめは、ひとつまみずつお椀に入れておく。

step2 火を通す

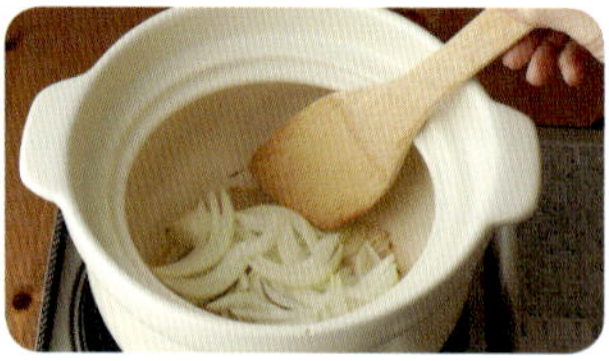

➡土鍋に玉ねぎを入れて炒める。

➡火が入ったら出汁を注ぎ入れ、沸とうしたら弱火にして玉ねぎに火を通す。

➡出汁でといた味噌を土鍋に入れ、火を止めてできあがり。

季節に合わせた味噌汁を作ろう！

土用 かるく煎る

夏のように冷やすわけではなく、秋冬のように温めるわけでもないのが土用。少し煎るのがよいでしょう。

焼き芋

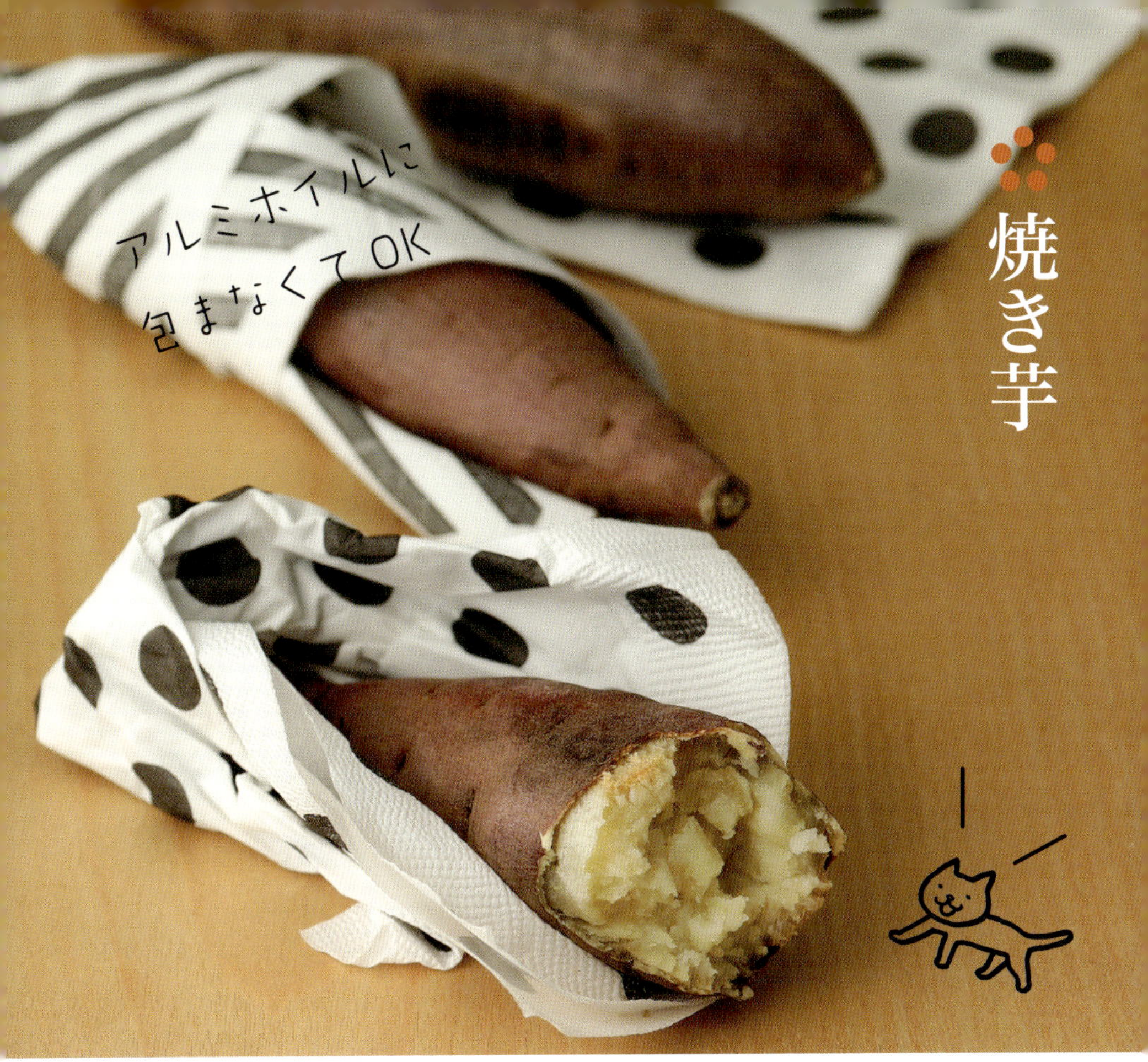

作りやすい分量　・さつまいも……3～4本

step1 入れる

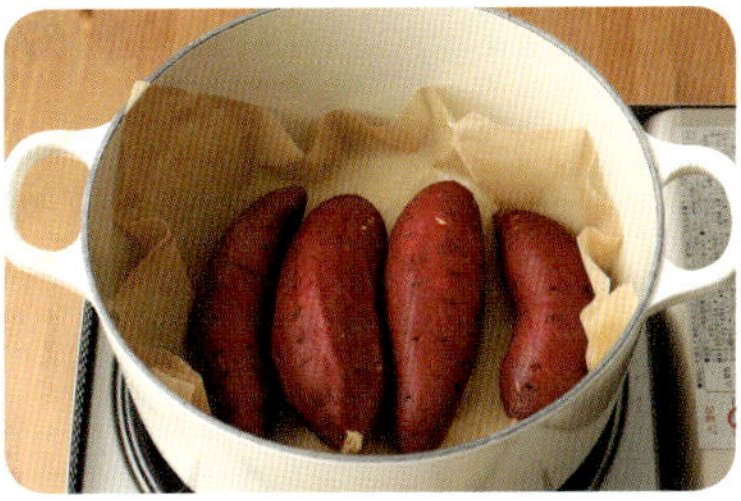

➡ル・クルーゼなどのホーローの鍋にオーブンシートを敷き、その上に洗ったさつまいもをのせる。

step2 焼く

➡弱火にかけて30分程度焼く。竹串がすっと通るまで加熱したらできあがり。

ONE POINT!

◎オーブンがないご家庭でも、ホーロー鍋があれば焼き芋が作れます。

かぼちゃスープ

乳製品を使わなくても
まろやか！

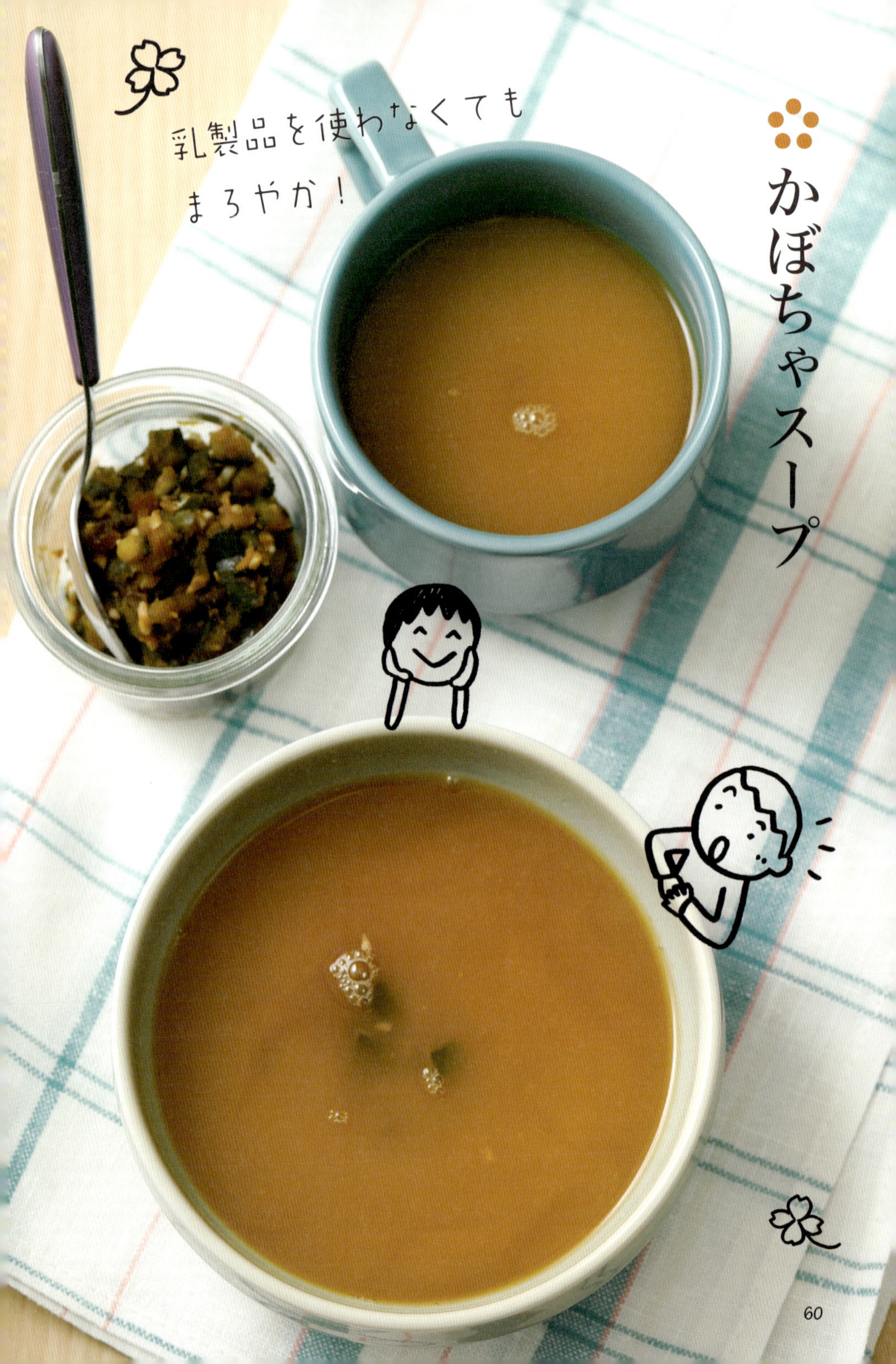

作りやすい分量（3人分）

- かぼちゃ……150g
- 豆味噌……小さじ1
- 水または出汁…500mℓ（加減して）
- ひまわりの種……小さじ2
- にんにく……少々
- 醤油……少々

step 1 火にかける

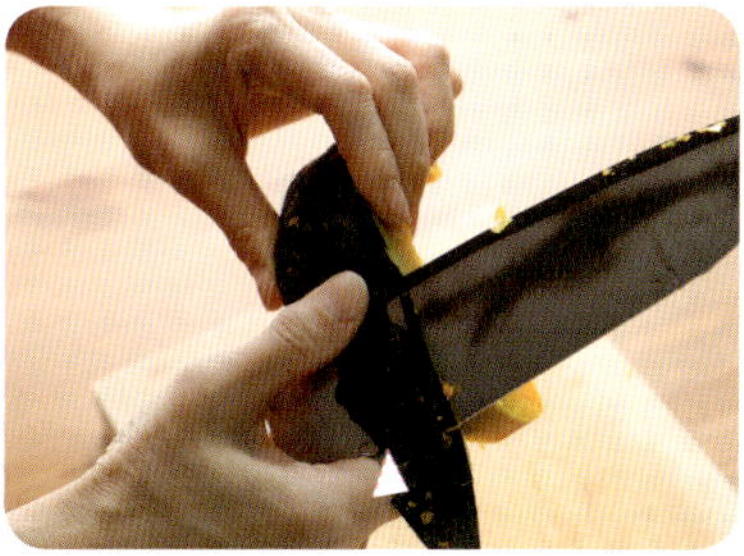

➡かぼちゃは適当な大きさに切り、分量の水で茹でる。やわらかくなったら、皮を取り外す。

➡かぼちゃに豆味噌を加えて、すり鉢でピューレ状にして水または出汁を加えて火にかけ、お好みの濃さにする。

step 2 味付け

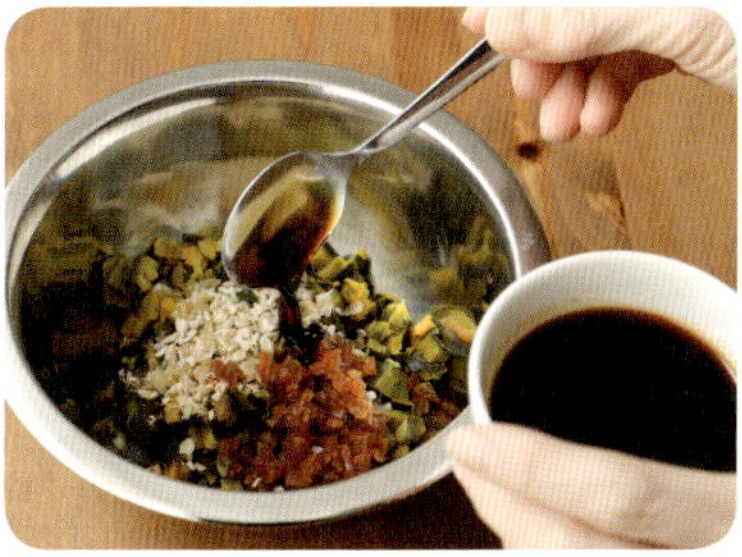

➡トッピングを作る。刻んだかぼちゃの皮とひまわりの種とニンニクを混ぜて 醤油で味を調える。

➡スープを盛り付け、トッピングを添える。

ONE POINT!

◎トッピングに味が付いているのでその味でいただけます。バリエーションとして、ターメリック、カレー粉、生姜、海苔。また、ケッパー、ザワークラウトなどの酸っぱい漬物、たくあん、ぬか漬けなどもおいしい。

MEMO

かぼちゃは、ほんのりとした甘みで食べやすく、子どもも好きな食材です。胃の働きもよくしてくれます。夏バテ気味のカラダにはもってこいの食材です。

玉ねぎ丸ごとオーブン焼き

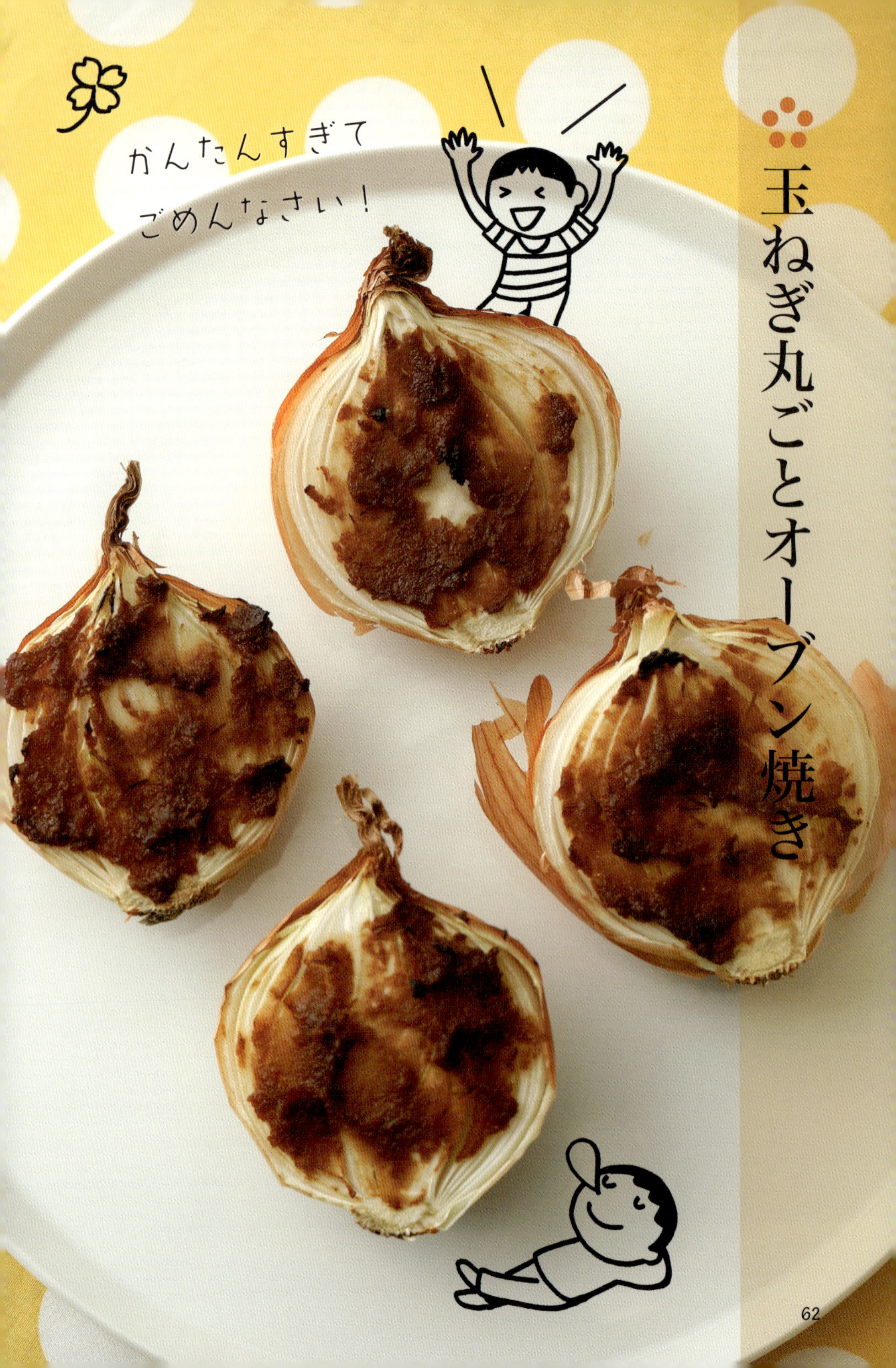

作りやすい分量（3人分）
・玉ねぎ……2個
・麦味噌……小さじ4

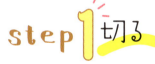

step1 切る

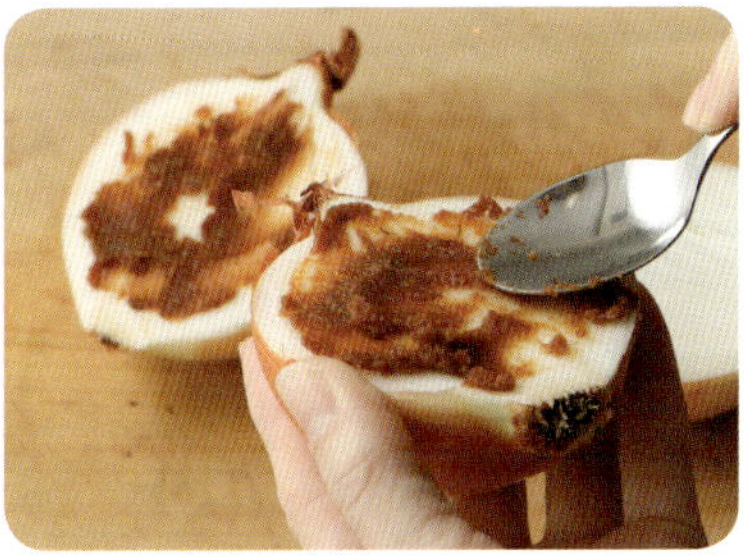

➡玉ねぎは皮付きのまま、たて半分に切って切った断面に麦味噌をぬる。

step2 焼く

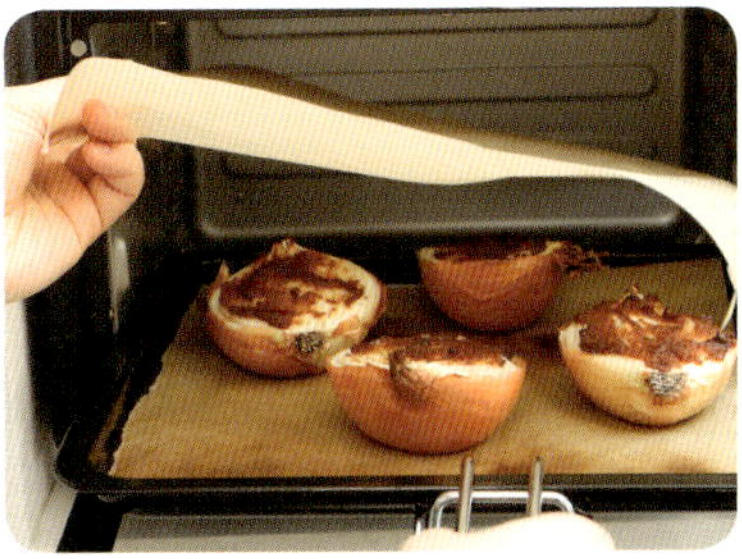

➡オーブンもしくはホーロー鍋でじっくり20分以上加熱する。

ONE POINT!

◎表面が乾きそうな場合は、オーブンシートで軽く覆いましょう。

MEMO

玉ねぎを刻むと涙が出るのは、硫化アリルという成分の刺激臭があるから。でも半分に切るだけのこのレシピなら涙を流す暇もありません。火を入れると甘くなる玉ねぎはお子さんにも食べやすい食材です。カラダを温め、胃の消化液を促進させてくれるので食欲増進にも。

卵なしスクランブル豆腐

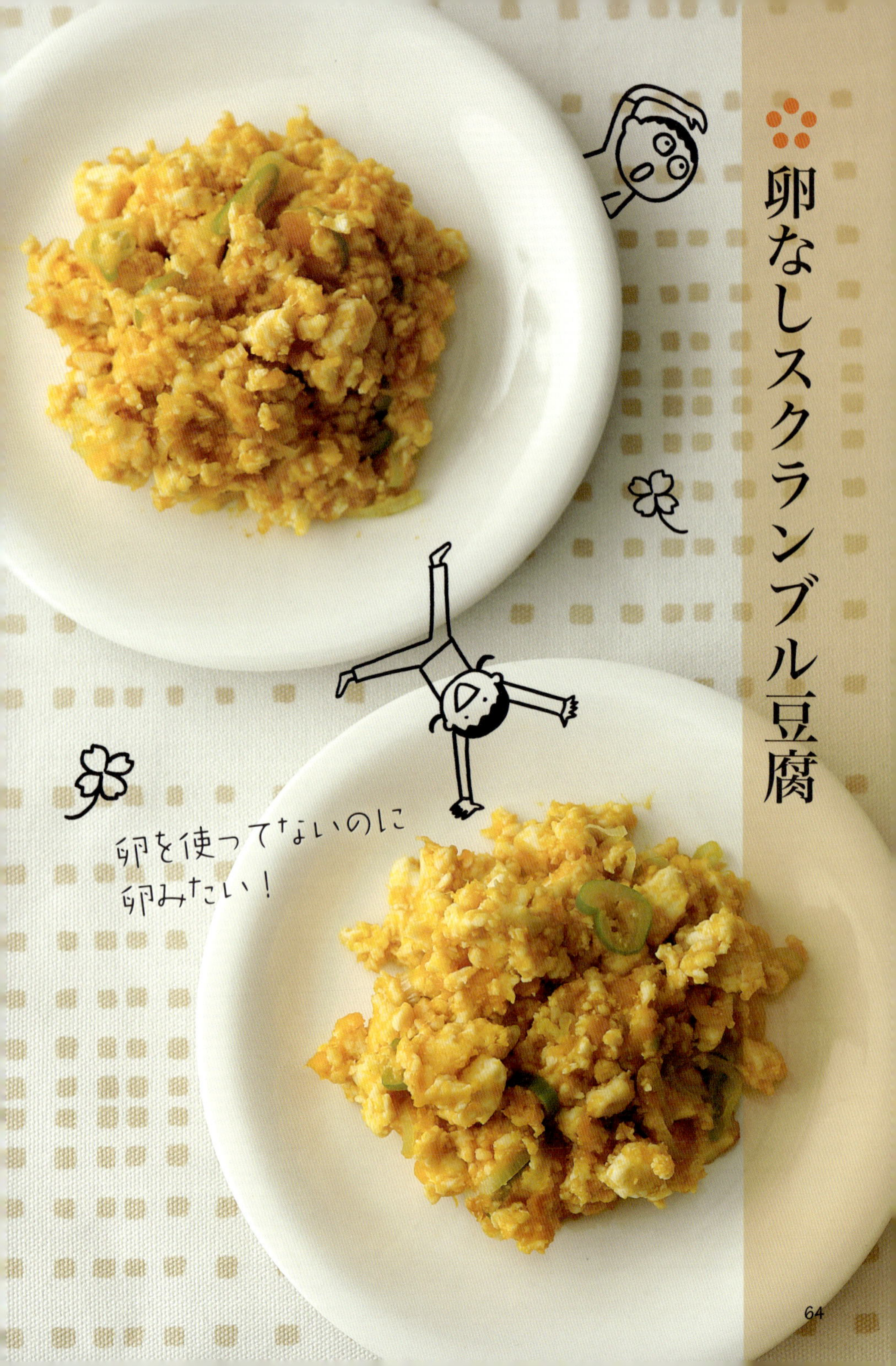

作りやすい分量（3人分）

- 豆腐1丁……（300g程度）
- かぼちゃ……1/6個
- 長ねぎ……1/2本
- ごま油……大さじ1
- 塩……小さじ1/2
- 醤油……小さじ2

step 1 つぶす

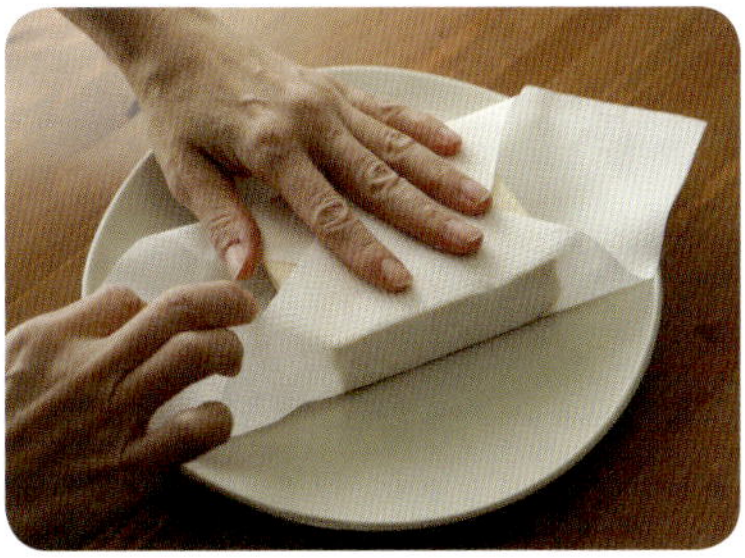

➡豆腐は水切りしておく。

➡かぼちゃはやわらかくなるまで蒸し、軽く潰す。

➡長ねぎは小口切りにする。

ONE POINT!

◎豆腐を厚揚げに変えてもおいしい。その場合は水切り不要です。

step 2 炒める

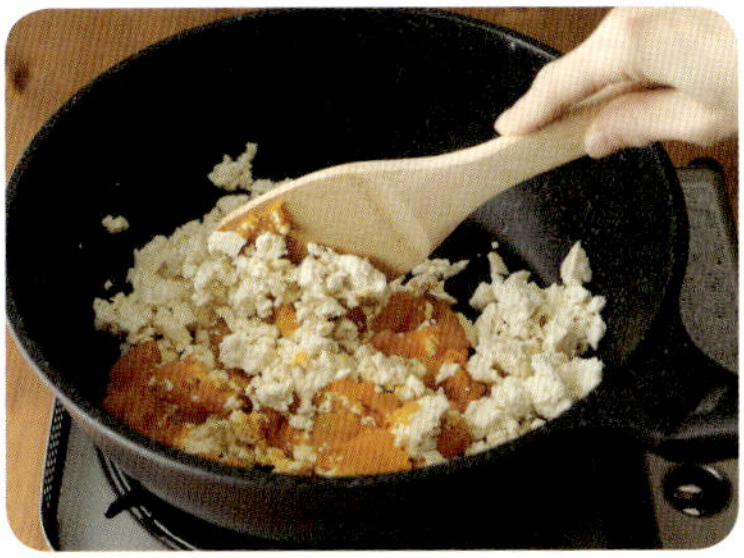

➡フライパンに豆腐をほぐしながら入れて炒める。

➡少しずつかぼちゃを足してまぜながら炒める。

➡ねぎを加えて炒め、塩、醤油で味を調える。離乳食の場合はここで油を入れる。離乳食に使用しない場合は最初に油を入れてもよい。

MEMO

畑のお肉と呼ばれるほど栄養価の高い大豆。そのままだと歯の生えそろわない小さなお子さんは食べにくいようです。そんなときは、ぜひ豆腐を活用しましょう。ただし体を冷やす性質があります。調理の際は火を通したり、消化を助けてくれる薬味と一緒にいただくとよいでしょう。

みるみる元気 1

食事を変えただけで、変われるのが食べトレの魅力。食べトレを実践して、人生が変わった、元気になった、という声を紹介します。

● S・Tさん　埼玉県

お悩み

3歳の双子
（便秘、風邪をひきやすい）

▼

双子が0歳のときから仕事に復職しました。そこから双子の体調不良の連鎖と毎日の小児科通いがはじまりました。保育園で、あらゆる病気をもらってくる双子。交互に小児科にいくので、スタッフに覚えられるほど。そんな時に出会ったのが「食べトレ」。食べトレを開始して1週間で便秘が解消。さらに1週間後には、保育園を頻繁に休むこともなくなったことに気づきました。双子の風邪の連鎖がなくなったことで、夫婦の体調も改善し、保育園でも評判の「いつも元気な双子」となっています。風邪をひいていた時期には考えられなかった週末の予定を立てる楽しみもでき、遠出も楽しめるようになりました。

お悩み

夫
（体調の不調、夫婦のもめごと）

▼

食べトレを通じて、一番変わったのは玄米食に大反対で食べトレメニューには懐疑的だった夫です。そんな夫も可愛いわが子が風邪をひかなくなったという変化と、自分自身の体調の変化を実感したことで、すっかり食べトレファンに。食べるものについての子育ての価値観が一致しているので、もめることがなく楽だなと感じています。

Chapter 6

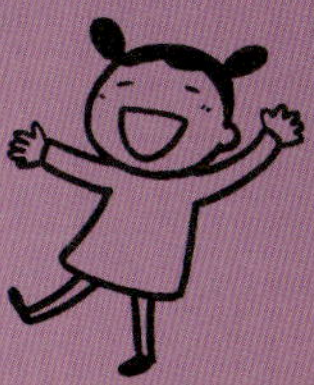

秋のレシピ

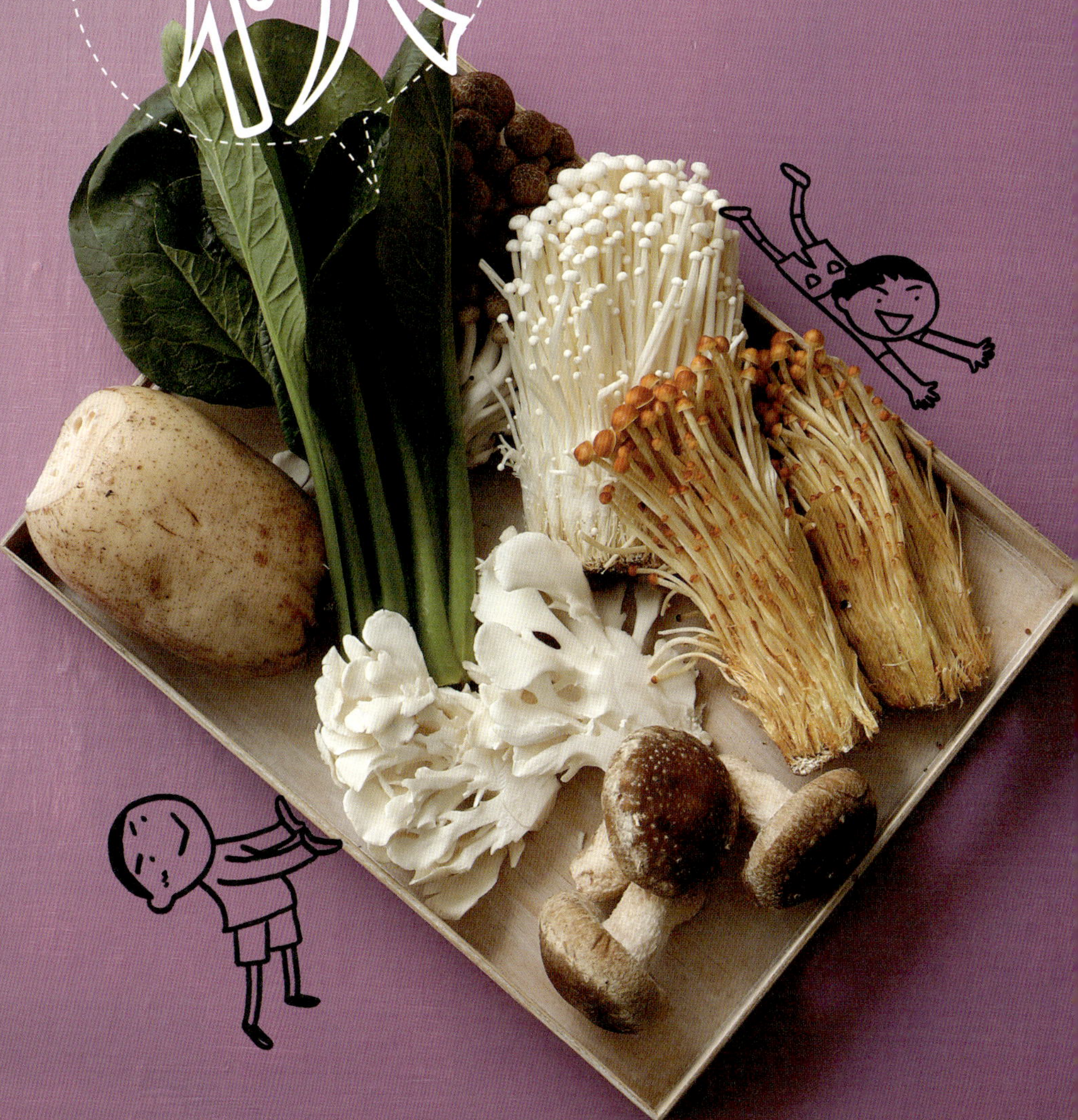

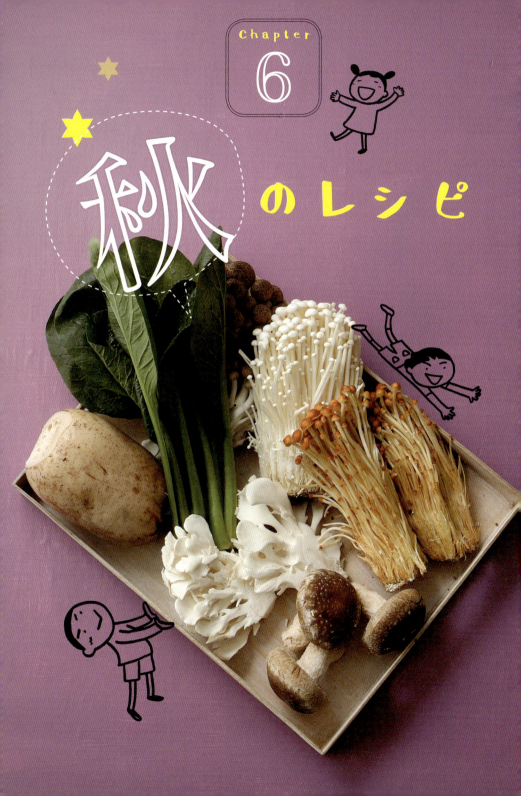

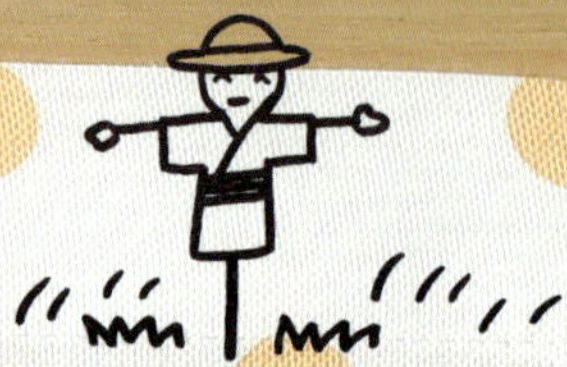

秋の過ごし方と注意点

食材　白いもの、辛みのあるもの

調理法　しっかり火を通す

サポート　肺、大腸

日に日に寒さが増していきます。秋は迫りくる寒さに対応できるカラダづくりをしていきましょう。この季節に関係する臓器は、肺と大腸です。肺と大腸と聞くと、体の中でも離れていてなんの関係があるのかなと思われるかもしれません。しかし、臓器の機能で分類している東洋医学では、肺と大腸は「排出をする臓器」という括りで見ています。

秋は空気が乾燥しやすく、肺への負担が大きくなります。肺も大腸も排出する臓器のため、体の出口に近いところにあり、外気と触れることができま

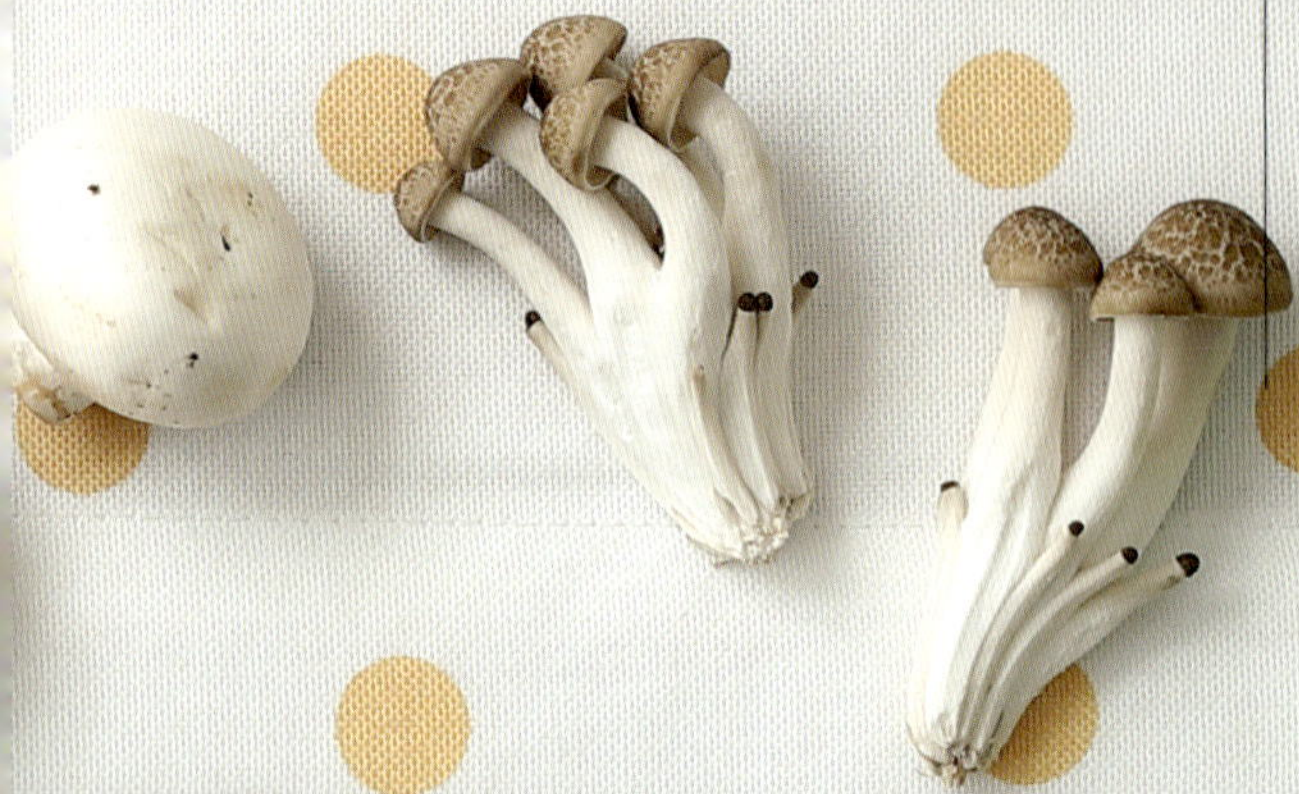

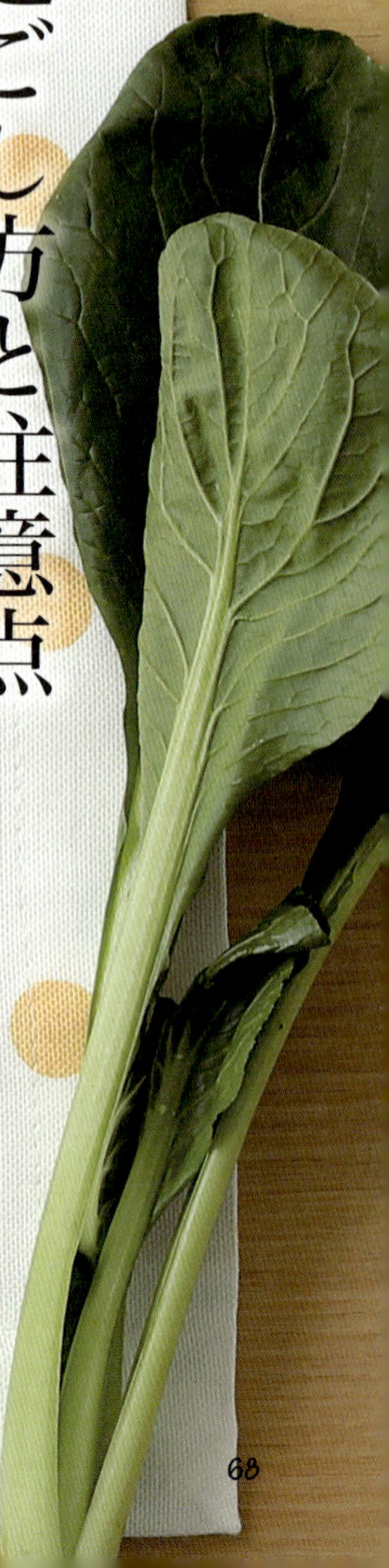

す。そのため、これらの臓器のバリア機能が弱くなると、ウイルスなどが体の奥に入ってきてしまい、風邪やインフルエンザにかかるなど、いわゆる「免疫力の弱い体」になっていきます。まさに「免疫力の要」の臓器なのです。

体験会や講演会で5つのチカラ診断をすると（※13ページ参照）、8割以上の方がここにチェックが入ります。残念なことに、肺と大腸の力が弱ってしまっている（特に日本の子どもたち）が増えてきました。出す力に関わるため、便秘や喘息《ぜんそく》、アレルギーをおもちの方は、だいたい肺か大腸に負担がかかっています。出す力が弱い、つまり出せないから溜《た》まってしまう……。出すチカラをきちんとつけるためにも、この季節は、「白いもの」や「辛みのあるもの」を食べましょう。代表的なものですと、れんこん、大根、ねぎ、きのこなどが肺や大腸を整えてくれる食材です。調理法は、しっかり蒸すなど、じっくり火を通して加熱していきます。この時期、生で食べるのは、やめておきましょう。

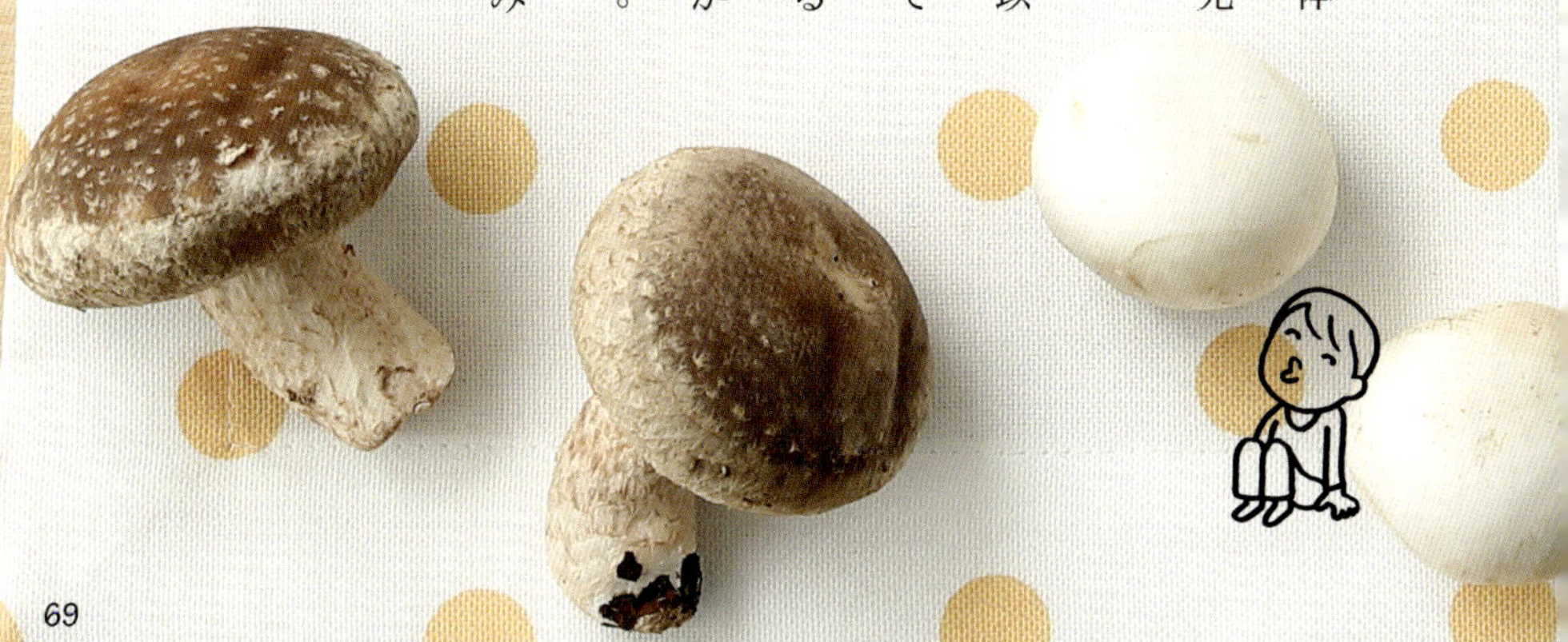

玄米ご飯 圧力炊き
秋の味噌汁

秋の味覚は
肺を潤す万能薬！

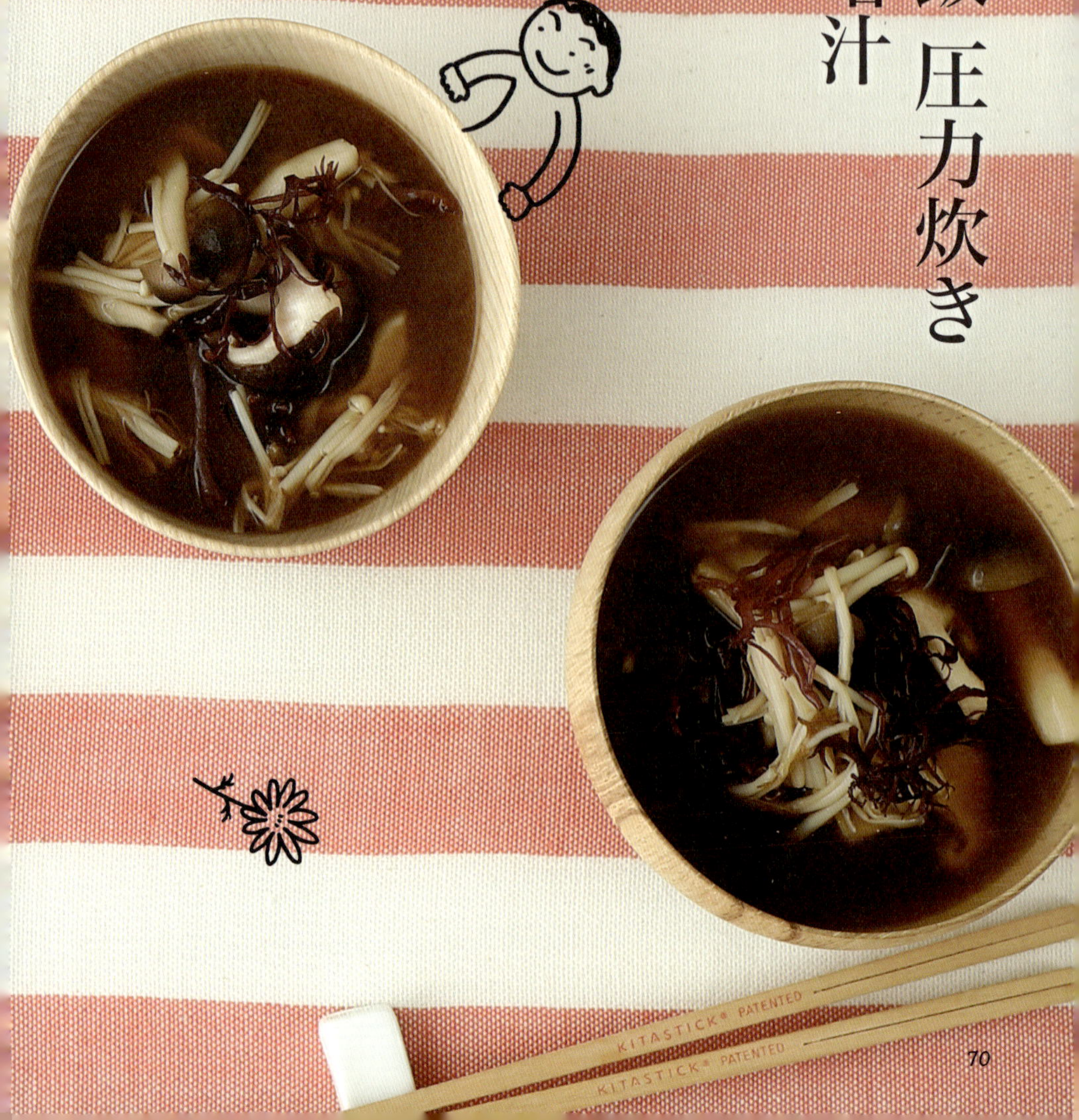

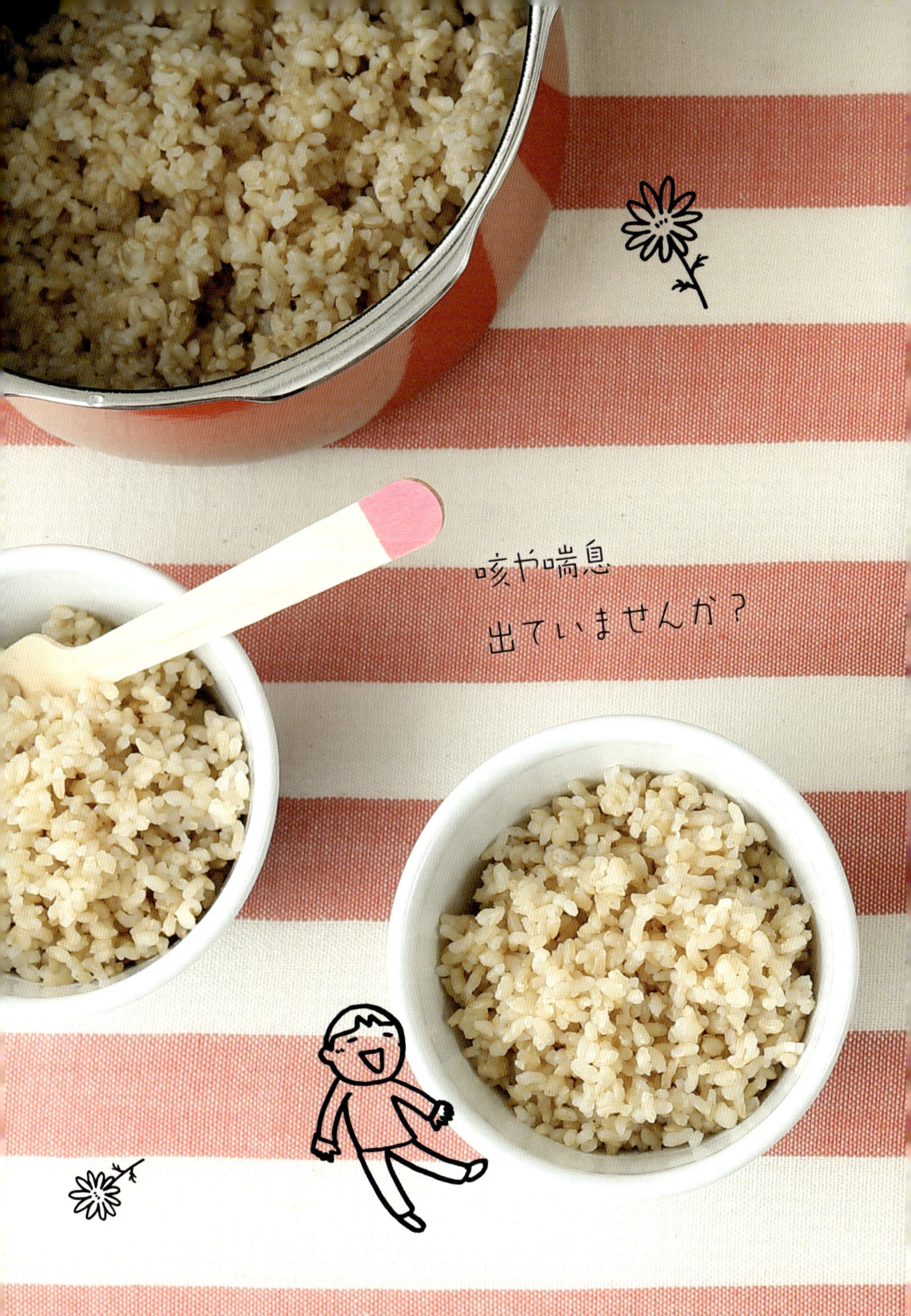
咳や喘息
出ていませんか？

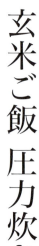

玄米ご飯 圧力炊き

作りやすい分量（3人分）
・玄米……3カップ
・水……800mℓ
・塩……小さじ1/3

浸水するとき

step1 洗う

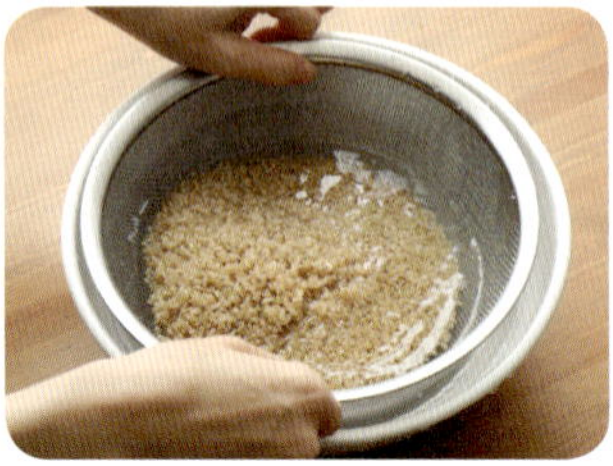

➡玄米を洗う。

➡玄米と分量の水を鍋に入れて浸水する。（2～8時間程度）

ONE POINT!

◎基本の炊き方と同一です！

step2 炊く

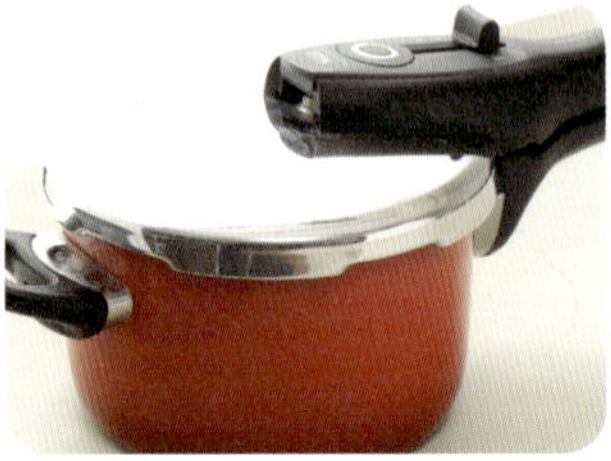

➡分量の塩を入れ、ふたをきちっとしめて、中～強火にする。

➡蒸気がでたら、1分程度そのままにして、すぐに火を弱め、圧力がかかった状態が保てるくらいの蛍火で30分炊く。

➡炊き上がったら火からおろし、ピンが下がるまで蒸らす。

浸水しないとき

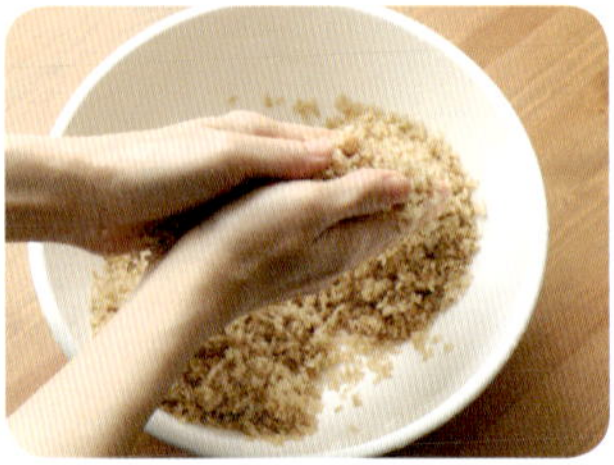

➡玄米を洗う。

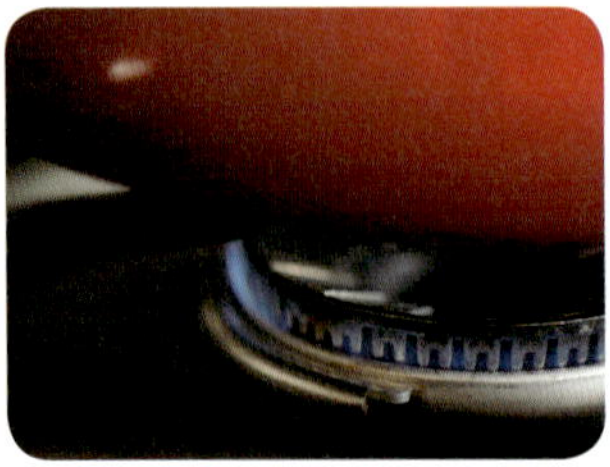

➡玄米と分量の水を鍋に入れ、蛍火にして20分（予炊き）。軽くふたをのせておく。

➡その後step2へ。

秋の味噌汁

作りやすい分量（3人分）
- きのこ……1パック分
（しいたけ、しめじ、えのきなど）
- ふのり……1人ひとつまみ
- 出汁（こんぶ7：しいたけ3）……500mℓ
- すり鉢ですった味噌（豆味噌3：麦味噌7）……30g

step1 煎る

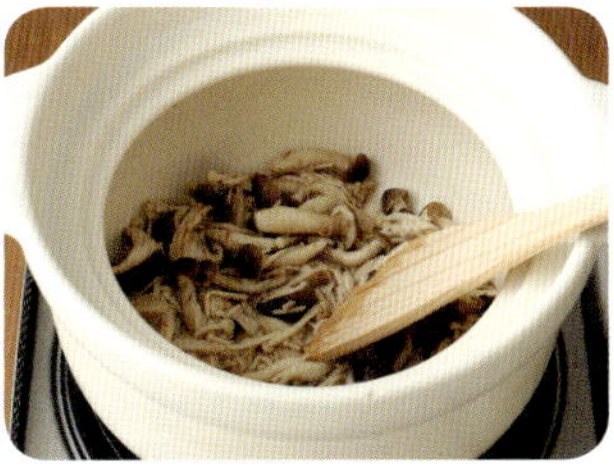

➡きのこは大きいものはひとくちサイズに切り、土鍋でしっかり煎る。

ONE POINT!

◎きのこはしっかり煎ることで甘みがでます。

step2 煮る

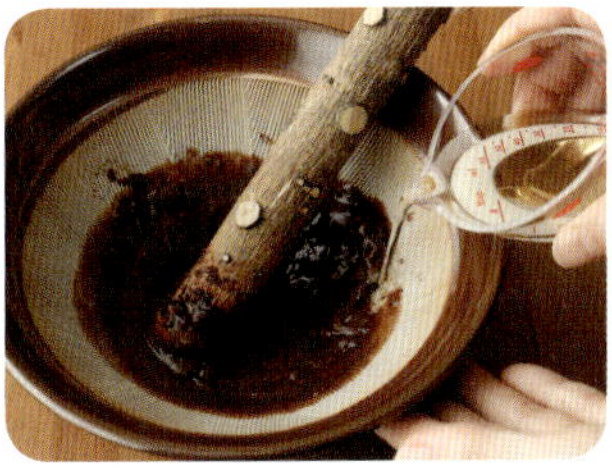

➡ふのりは茶こしに入れて軽く洗い、お椀に1人分ずつ入れておく。

➡出汁を少し残して鍋に加え、きのこがやわらかくなるまで煮る。

➡味噌を出汁で延ばした土鍋に加え、沸騰する寸前に火を止める。

➡ふのりを入れたお椀にそそぎ入れる。

ONE POINT!

◎冷えを感じる場合は、ミネラルが豊富なこんぶ出汁の割合を増やしてみましょう。

季節に合わせた味噌汁を作ろう！

秋 から煎り

寒さが厳しくなる季節です。食材にしっかり火を通し、カラダに熱をとりこみましょう。

れんこんハンバーグ

シャキッと
ホクホクのハーモニー

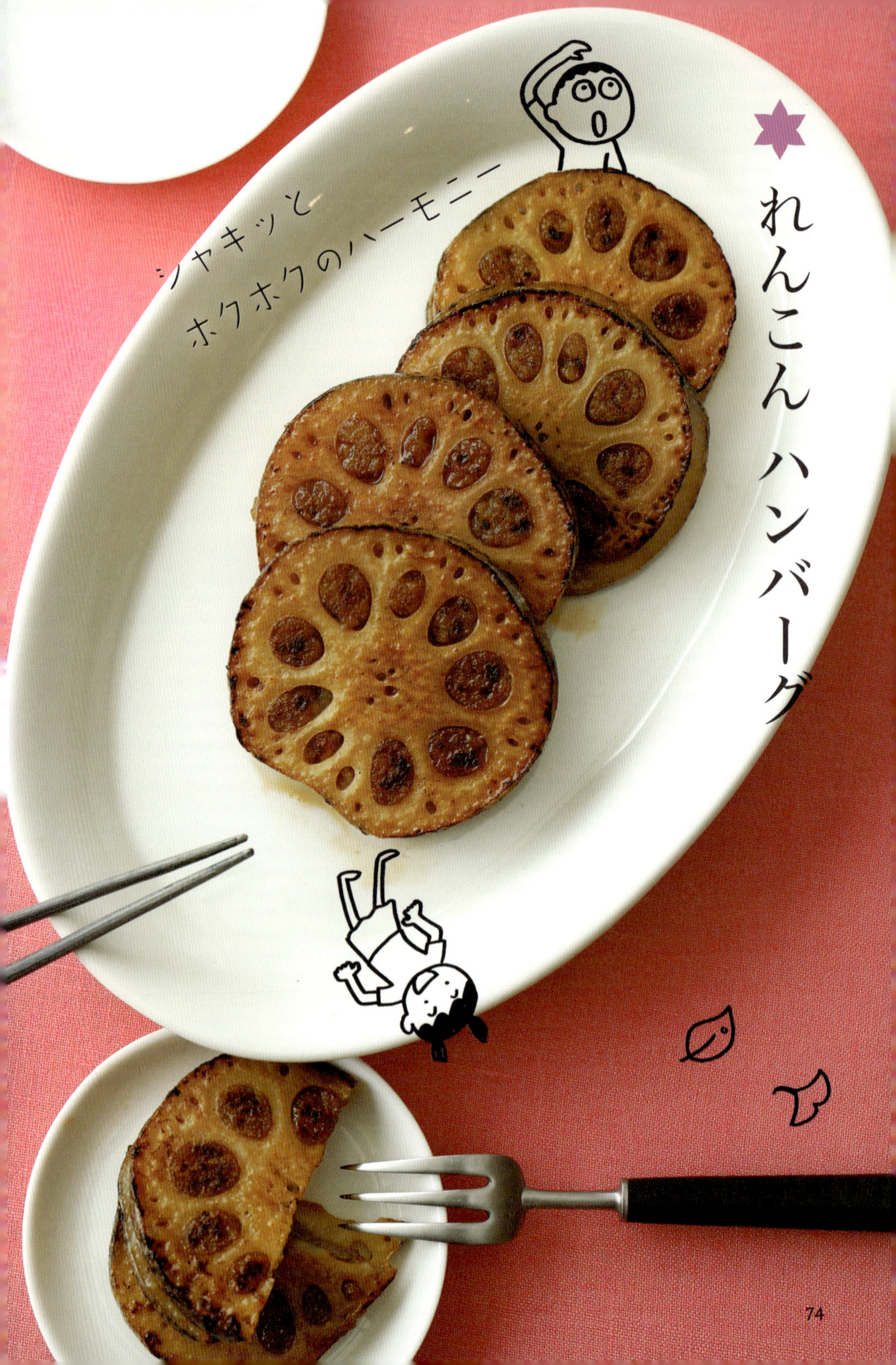

一般社団法人
食べるトレーニングキッズアカデミー協会
TABETORE

『子どもの才能を引き出す 2ステップレシピ』

＼FREE！／

読者限定プレゼント

子どもの才能を引き出すための
Webセミナープレゼント

セミナー内容

・どうして食べることを学ぶの？ 食事を学ぶことのゴールとは？
・うちの子には何が必要なの？
・いつから始めるのがいいの？

製作者

一般社団法人 食べるトレーニングキッズアカデミー協会

講師

食べトレ協会代表理事 / 食べかた研究家　ギール里映

受講料

無料（期間限定）

※プレゼントは予告なく終了いたします。お申込みとお問合わせは食べトレ協会までお送りください
お申込み・お問合わせ先 info@tabetore.com

お申し込みサイトはこちら！

http://urx.blue/aIVN

QRコードからもアクセスできます

作りやすい分量（3 人分）

- れんこん……1 節程度　約 400g
- 本葛粉……大さじ 1
- 塩……ひとつまみ
- ごま油または菜種油……少々
- 醤油 : みりん……1:1 の量

step1 すりおろす

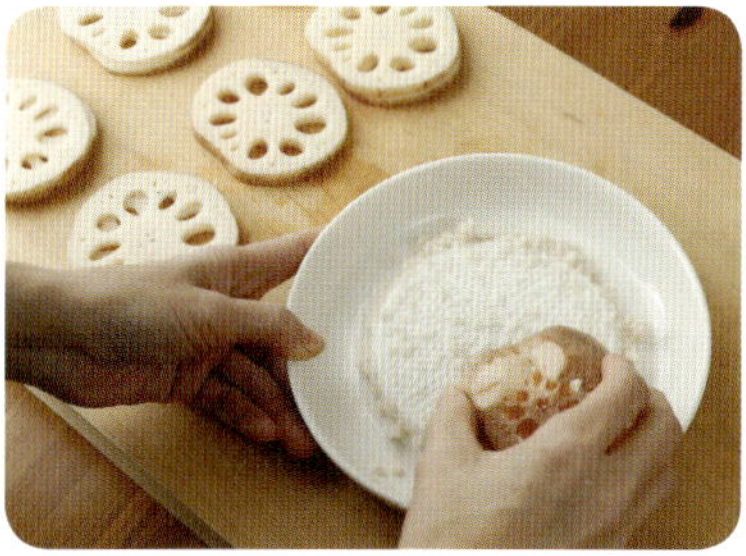

➡れんこんは半分の量を、厚さ 2mm 程度の輪切りにする。このとき皮はむかない。

➡残り半分のれんこんはすりおろす。塩ひとつまみと本葛粉を入れてまぜておく。

ONE POINT!

◎葛は、腸の機能を整え内臓を温めてくれます。

step2 焼く

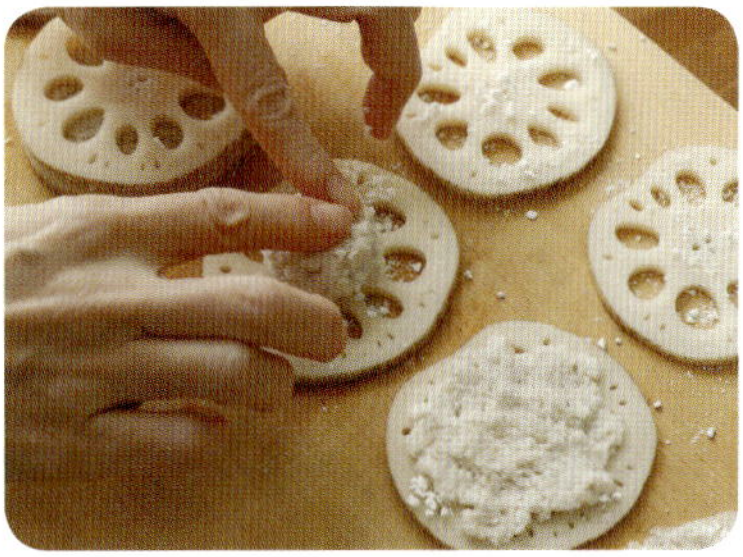

➡輪切りのれんこんの上に 1 をのせ、もう 1 枚の輪切りれんこんで挟む。

➡油をひいたフライパンで両面をじっくりと焼く。

➡フライパンかられんこんを取り出し、みりんと醤油を入れてひと煮立ちさせてタレを作る。そこにれんこんを戻し、タレを絡める。

MEMO

れんこんの成分は粘膜を保護し、咳やたんを鎮めてくれます。乾燥してそうなときは、れんこんで予防しましょう。生のれんこんが手に入らないときは、粉状のれんこん（コーレン）をとり入れてみて下さい。

大根ステーキ

火にかけたら
ほっとくだけの
お手軽レシピ

手の空いた時間で
子どもとおしゃべり！

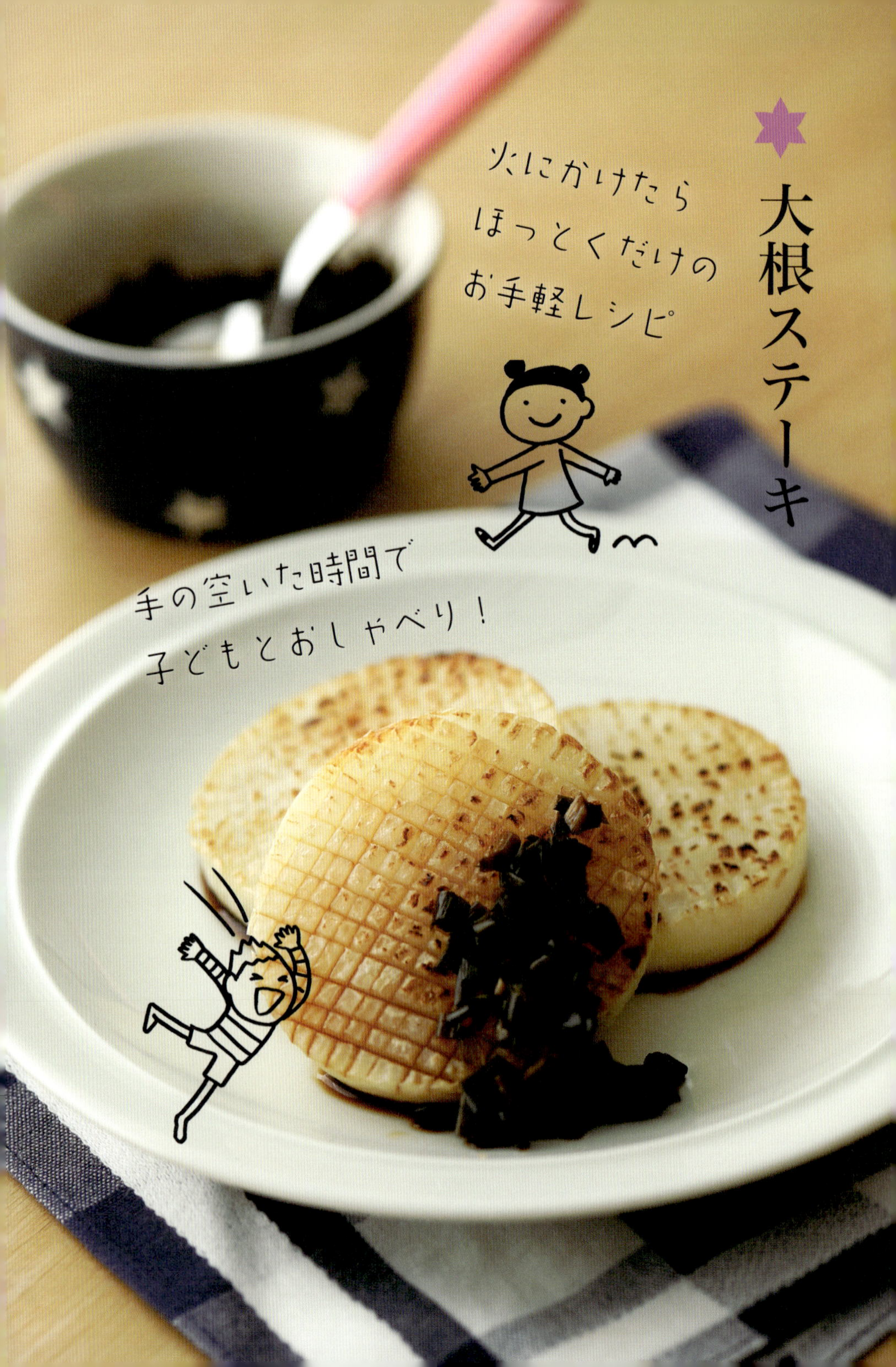

作りやすい分量（3人分）	・大根……10cm ・菜種油またはごま油……少々

step 1 切る

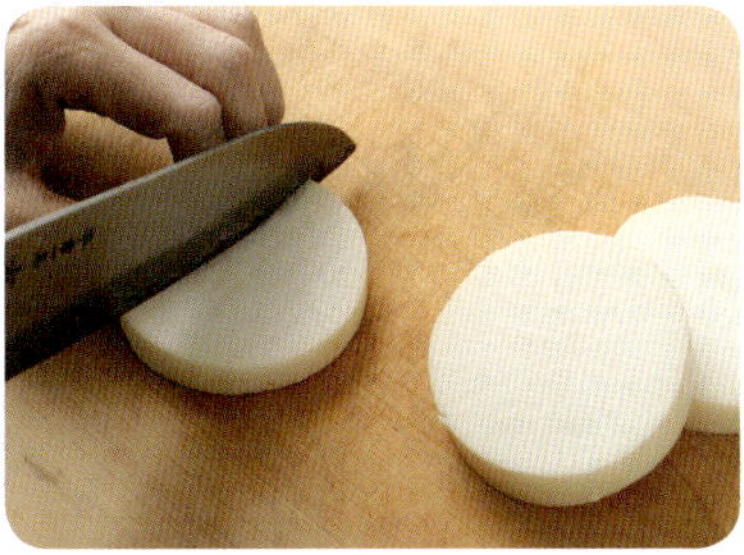

➡大根を 1.5cm ほどの輪切りにする。

➡輪切りにした大根の断面の片側に、3mm 幅程度の方眼になるように、切り込みを入れる。

step 2 焼く

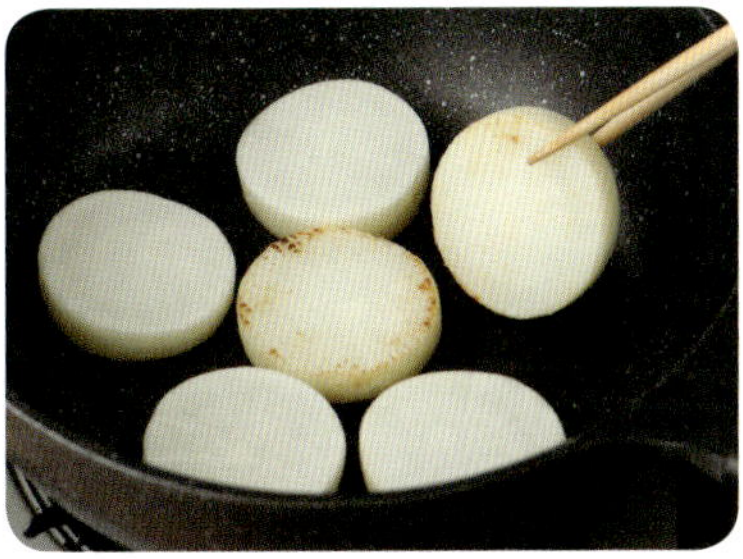

➡フライパンに油を少しひいて、弱火でじっくりと 10 分加熱する。 ひっくり返して半面も 10 分加熱すればできあがり。

ONE POINT!

◎大根をじっくり加熱することで甘みがでます。食べるときににら醤油（36ページ）をかけるとさらに美味しくなります。

MEMO

消化を促進して胃もたれも改善。大根は食べる胃腸薬です。また、大根の葉も栄養豊富でカルシウムやビタミンCは、ほうれんそうの約5倍。乾燥させてお風呂に入れれば、冷えや不眠の解消、湿疹にも効果があります。

ひじきれんこん
ねぎ味噌

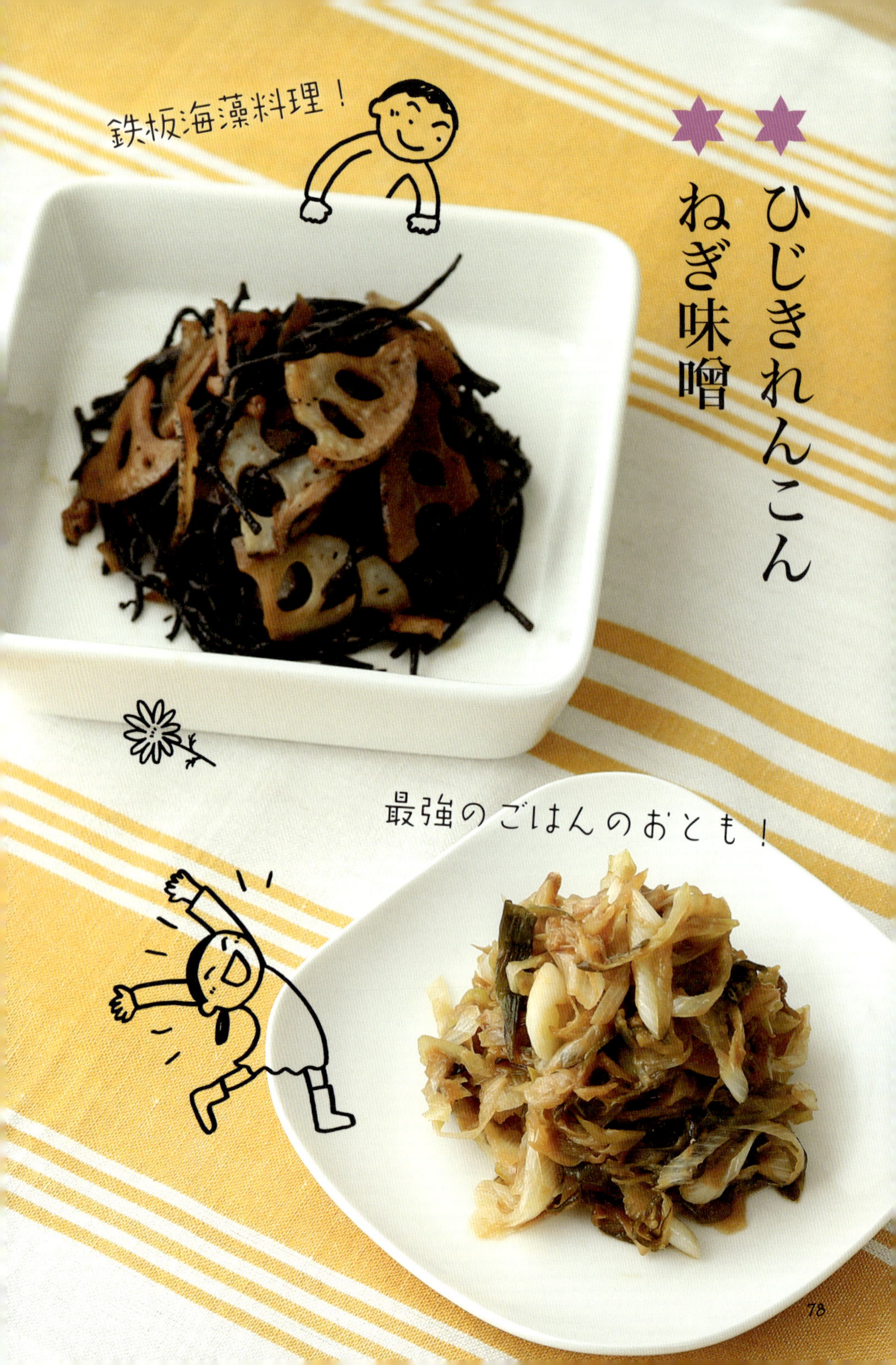

ひじきれんこん

作りやすい分量（3人分）	・れんこん……60g ・ひじき…… 10g ・菜種油またはごま油……小さじ１	・水……適量 ・醤油……大さじ１～２

step1 炒める

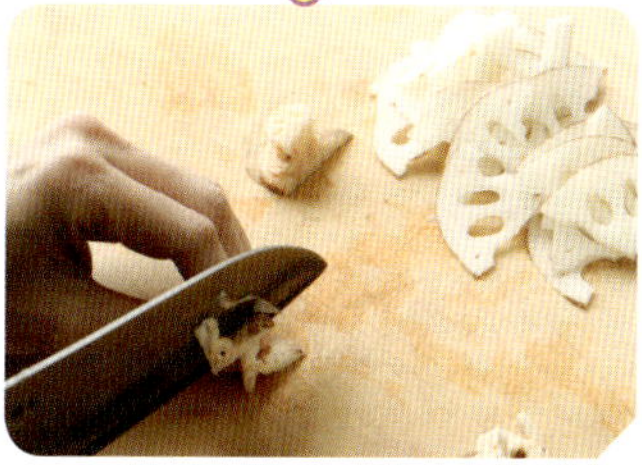

➡ひじきを洗う。

➡れんこんは節のかたいところも含め、いちょう切りにする。

➡鍋に油をひき先にれんこんを炒める。次にひじきを炒める。

step2 煮る

➡材料がかぶるぐらいの水を入れ、ゆっくり対流がおこる火加減で煮る。

➡ひじきがやわらかくなったら、醤油を回し入れ、煮汁がなくなるまで煮て、塩味を確認しながら残りの醤油をからめて火からおろし、蒸らす。

ONE POINT!

◎れんこんの節には、ものすごいエネルギーと生命力が詰っています。咳がでるときに、干した節れんこんを煎じて飲むと、咳が止まります。

ねぎ味噌

作りやすい分量（3人分）	・長ねぎ…… ２本 ・麦味噌…… 大さじ１～

step1 炒める

➡ねぎは洗って、2mm程度のななめ切りにする。白いところと緑のところは分けておく。

➡土鍋を温め、ねぎの緑のところを先に2、3分炒める。

➡緑のねぎを端によせ、あいたところに白い部分を入れて炒める。火が入ってきたら、全体をまぜる。

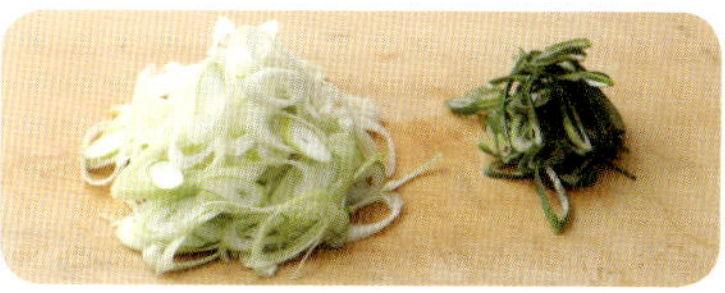

step2 蒸す

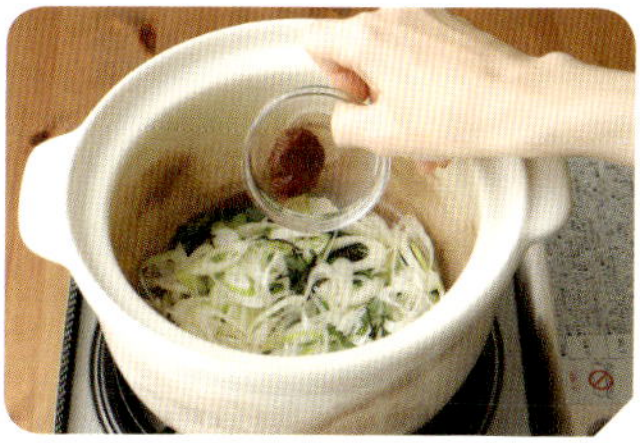

➡ねぎを土鍋の真ん中に丸く寄せて、その上に麦味噌おき、水を大さじ３入れて弱火にし、ふたをして蒸し煮にする。

➡ねぎと味噌がやわらかく、ふわっとなったら全体をまぜ合わせてできあがり。

●I・Tさん　東京都

お悩み

5歳の長男
（極端な偏食、多動、こだわりの強さ）

多動で非常にこだわりが強く、唐揚げとさきイカしか食べないほど激しい偏食でした。疲れたし、時間もないし、つくってもどうせ食べないし……。よくないとわかっていても、食事は毎日お惣菜や冷凍食品ばかりに。どうしていいかわからず、罪悪感を感じながら日々過ごしていました。「基本は玄米ごはんとお味噌汁だけでいい」という食べトレに出会い、「食べさせなきゃ」という苦しさから解放されました。息子の以前の様子を知るママ友や先生から「別人みたい！」と言われるほど、今は性格も穏やかになり、落ち着いています。

●Y・Aさん　静岡県

お悩み

4歳の長男
（気に入らないとグズる、集団行動ができるのか心配）

幼稚園入園に向け、団体生活になじめるようにと、習い事を始め、お友だちと関わる時間を増やしたり、私自身もコーチングを習ったりと1年以上かけ色々試しましたが、どれも効果がありませんでした。これから迫りくる幼稚園という集団生活。息子はみんなと一緒に楽しく過ごせるのだろうか、という不安しかありませんでした。半信半疑で食べトレの食事法を取り入れたところ、2週間もしないうち変化が。息子は落ちつき、いまは幼稚園に楽しく通園しています。実は変わったのは息子だけではなく私自身も。料理に対する苦手意識がなくなり、息子に対する余裕ができたのです。食とカラダの結びつきを日々実感しています。

Chapter 7

冬のレシピ

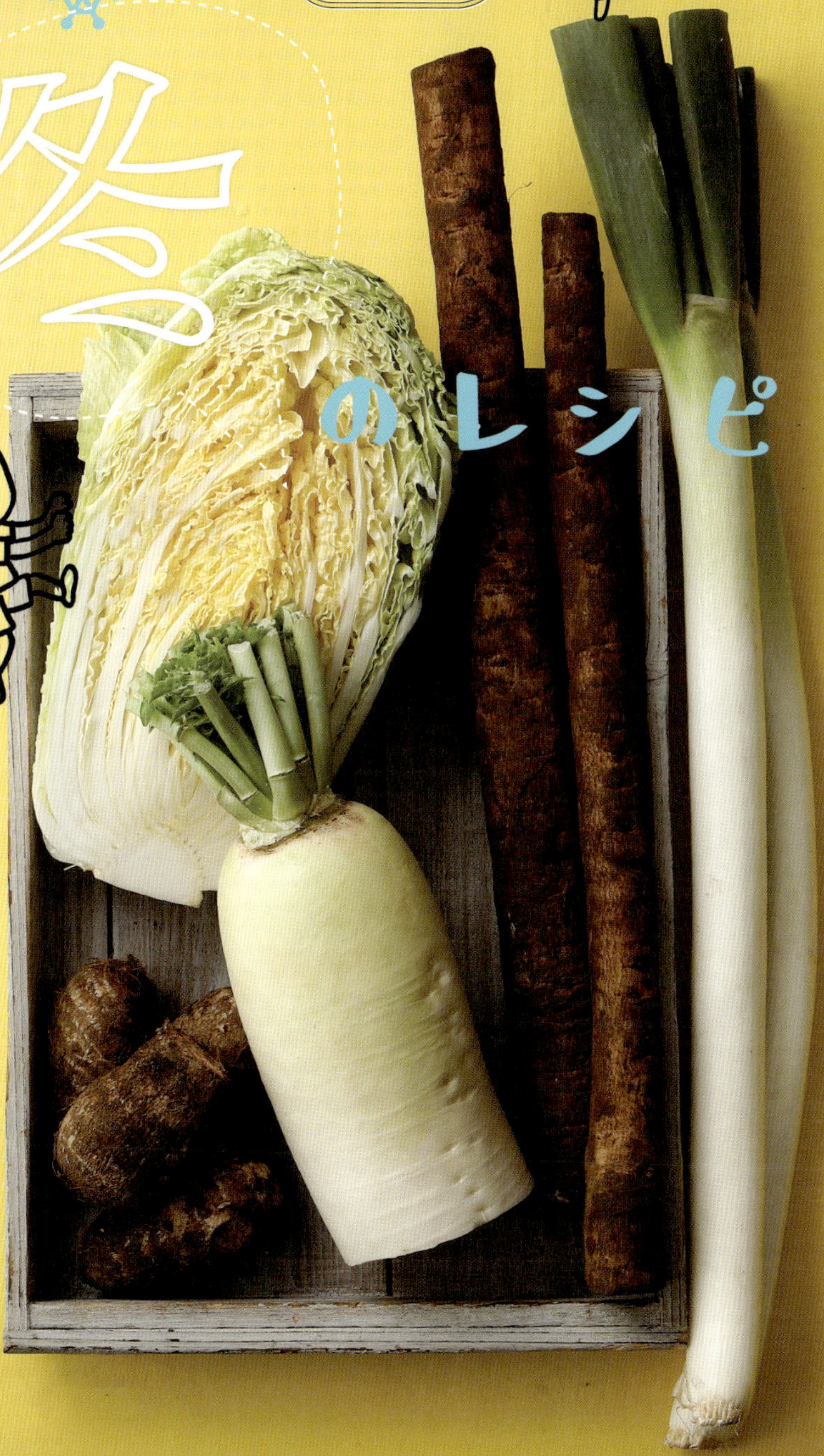

冬の過ごし方と注意点

食材 黒いもの、塩味のあるもの

調理法 しっかりと火を入れる

サポート 腎、膀胱

寒い冬はカラダがきちんと温まる食事をとりましょう。煮込んでも崩れない根菜などを使って、しっかり食材に火を入れます。食材の中に熱をじっくり入れていくのです。オーブンを使ってローストする調理法もおすすめです。

この季節は、腎と膀胱のサポートが必要です。腎は、冷えることが大嫌い。女性の冷えがよくないといわれているのは、腎には副腎も含んで考えるため、生殖系やホルモン系のトラブルに関わってくるからです。腎が冷えると、ホルモンバランスが悪くなり不妊をひきおこすこともあります。わかりやすいですね。水分代謝を司《つかさど》っているので、むくみやすかったり、冷えやすかった

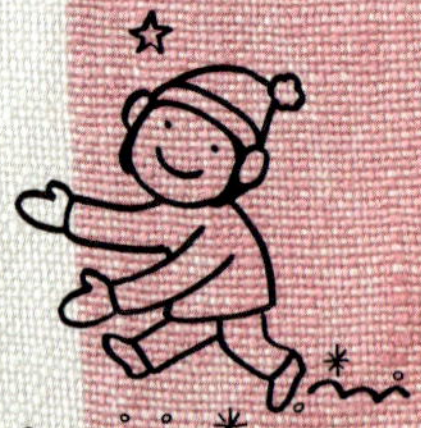

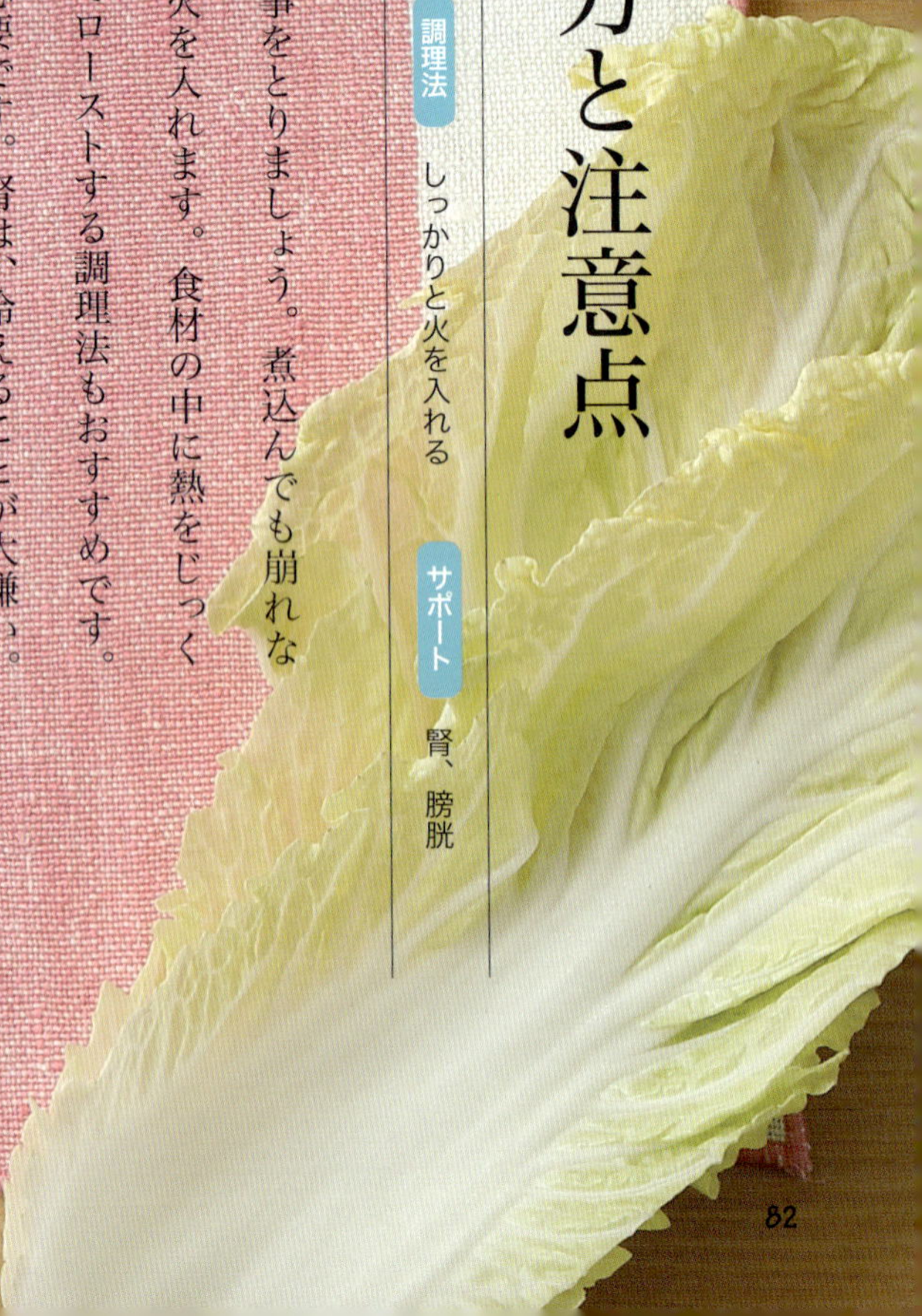

り。つまり、腎がうまく機能しないと、水分をうまく排出できないのです。

この季節は「黒いもの」と「塩味」を意識しましょう。黒ごま、黒きくらげ、プルーン、海草などを多めに食べ、塩味で調節していきます。ここで大切なのは、ミネラルを十分に摂取すること。ミネラルは黒いものに多く含まれています。

腎の力が落ちると、「怖い」という感情が生まれます。怖がりという性質は、持って生まれた腎のチカラに関係しています。怖いという感情が強すぎると、ここぞというときにチャレンジができません。怖いという気持ちがありながら、一歩踏み出してみようと思えるのは、腎がココロを支えてくれるからです。ミネラル豊富な海苔が好きなお子さんは多いもの。子どもは本能的にわかっているのかもしれません。

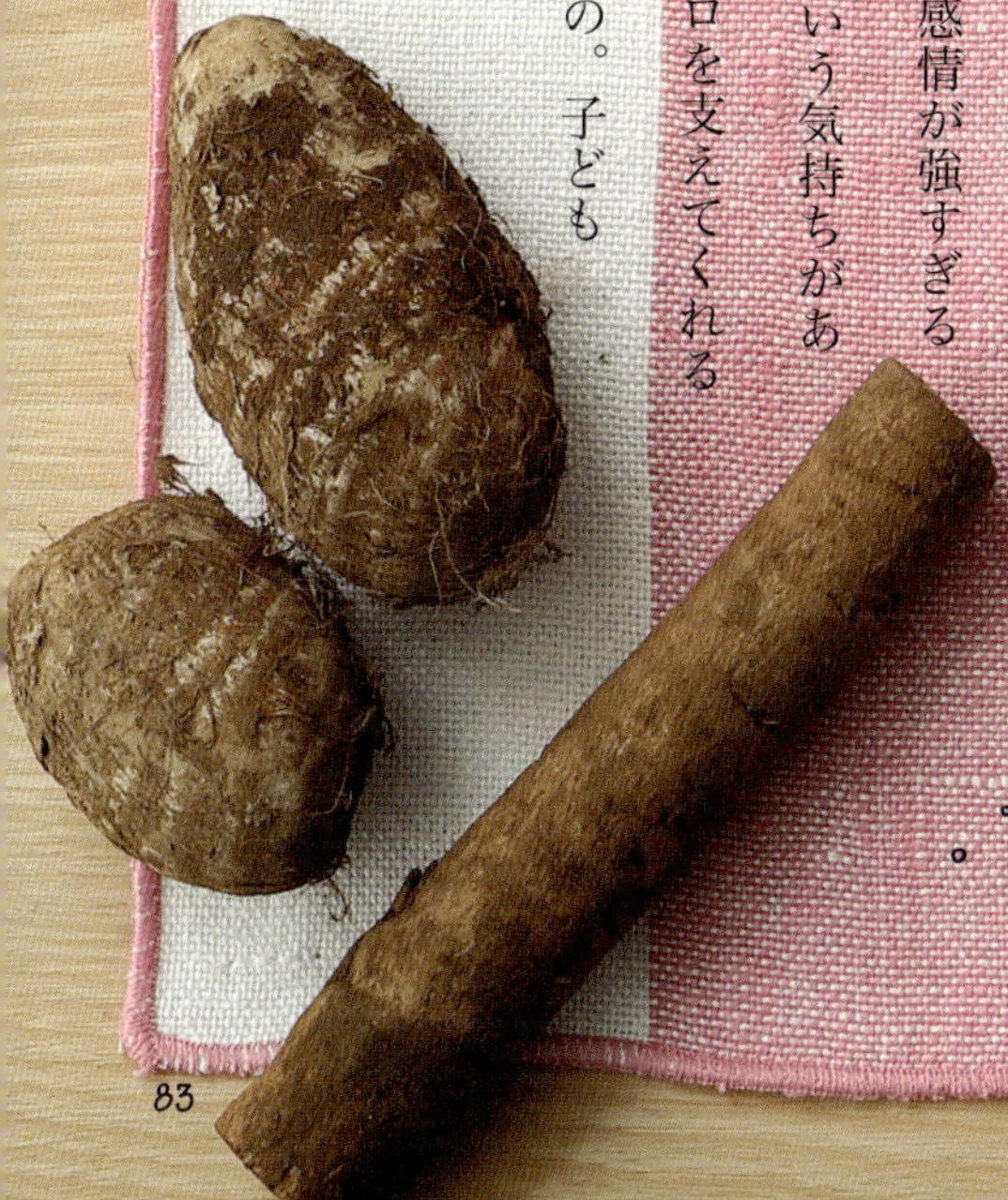

玄米ご飯 あずき入り
冬の味噌汁

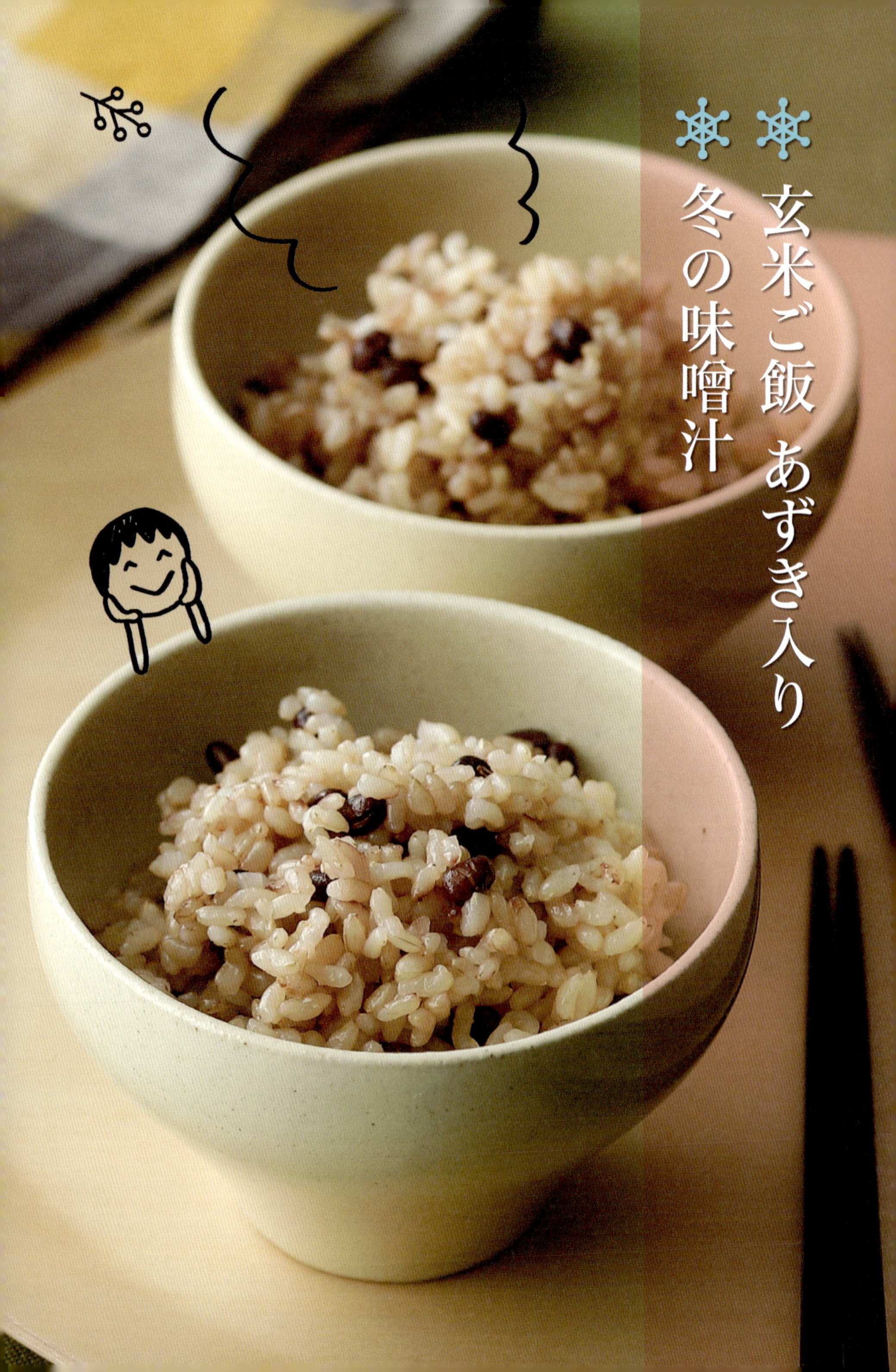

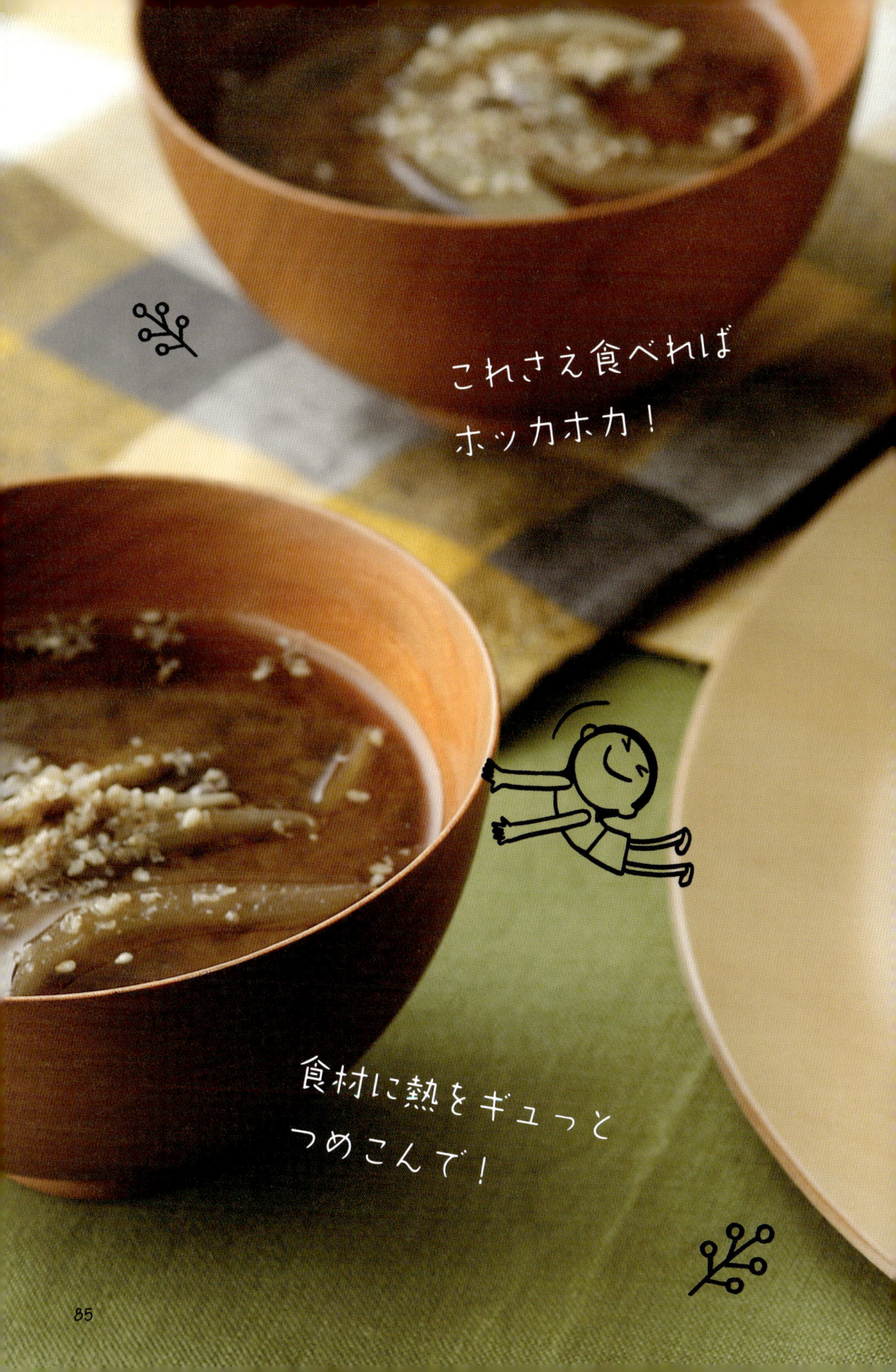
これさえ食べれば
ホッカホカ！
食材に熱をギュッと
つめこんで！

玄米ご飯 あずき入り

作りやすい分量

・玄米 ……2 カップ
・あずき ……40g（お米の 1 割の分量）
・水………480mℓ（玄米＋小豆の 1.2 倍）
・塩 ………小さじ 1/2

圧力鍋の場合

step1 洗う

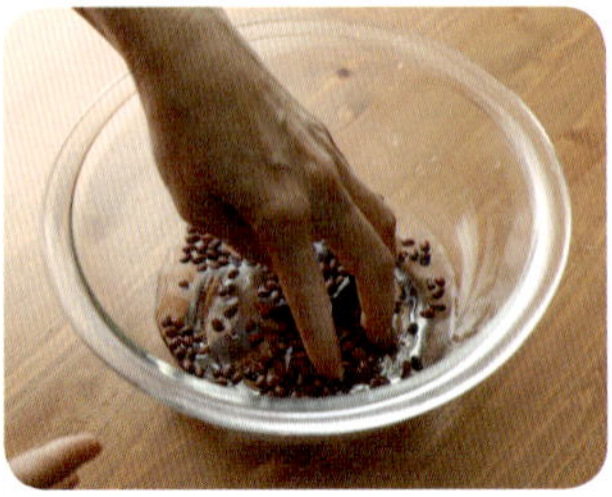

➡玄米を洗う。

➡あずきをやさしく洗って玄米と一緒に鍋に入れる。

step2 炊く

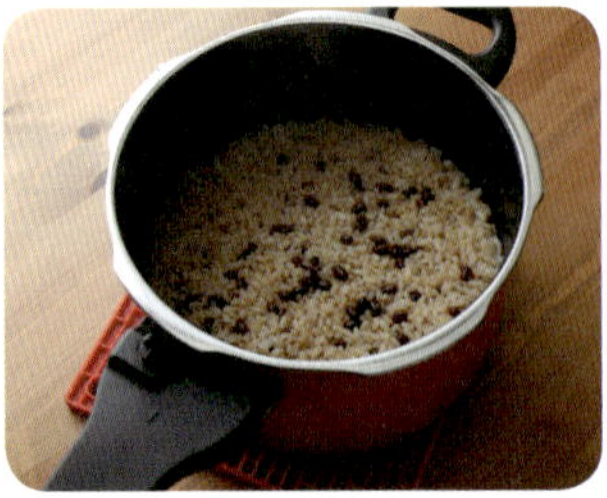

➡蛍火で 20 分、塩を入れて中〜強火で圧をかける。

➡圧がかかったら、弱火で 30 分炊飯する。

➡火からおろし、自然に圧が下がるのを待つ。

ONE POINT!

◎あずきには皮に大事な栄養素があるため、玄米とは別にやさしく洗いましょう。

圧力をかけない場合

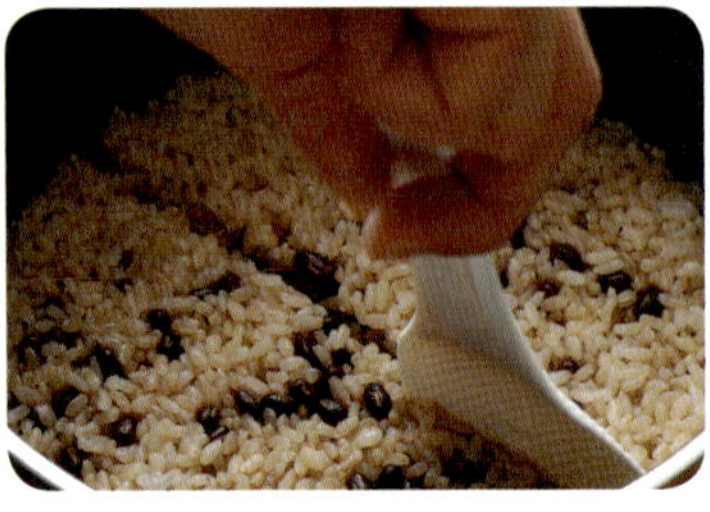

➡あずきを先に煮ておく。

➡内ぶたをし、玄米だけを蛍火で 30 分、塩とあずき入れて、30 分炊飯後に、天地返しをして蒸らす。

冬の味噌汁

作りやすい分量（5 人分）

・ごぼう……1/2 本
・玉ねぎ……1/4 個
・白ごま（すりごま）…少々
・出汁（昆布 8：椎茸 2）……500mℓ
・すり鉢ですった味噌（豆味噌 4 ：麦味噌 6 ）……30g
・菜種油……少々

step1 炒める

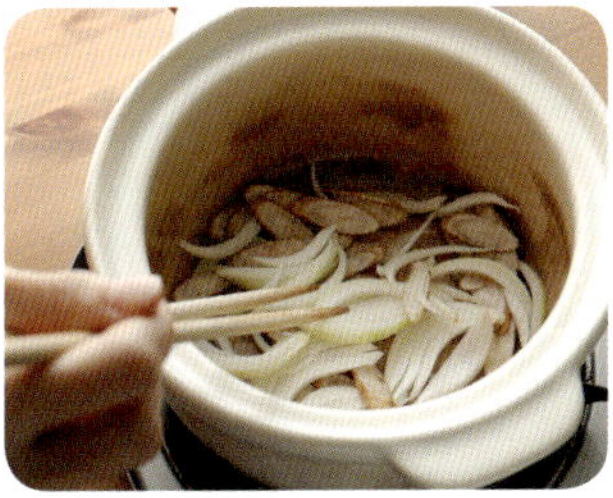

➡玉ねぎは回し切りする。ごぼうは斜め切りする。

➡うすく油をひいた土鍋を温め、ごぼうと玉ねぎを炒める。

➡出汁を少し残して鍋に加え、野菜がやわらかくなるまで煮る。

step2 加える

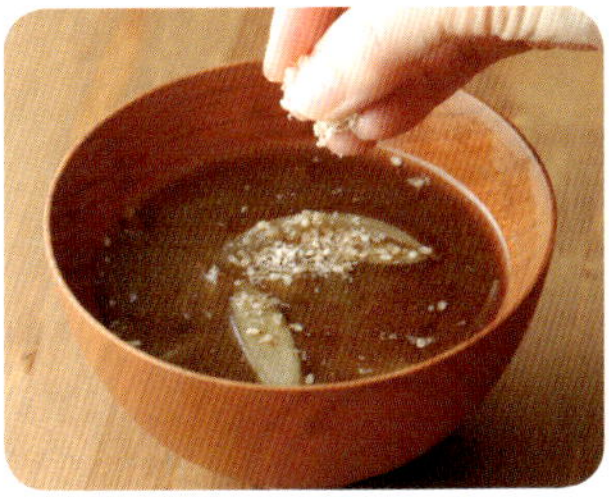

➡味噌を出汁で延ばして鍋に加え、沸騰する寸前に火を止める。

➡お椀にそそいだ後、白ごま (すりごま) を入れる。

季節に合わせた味噌汁を作ろう！

冬　油を薄くひいて野菜を先に炒める

油をひくことで鍋の中を高温にし、火が通りにくい根菜に熱を加えます。しっかり温まりたい冬に最適な調理法です。油は少量を手で鍋になじませると入れすぎにはなりません。

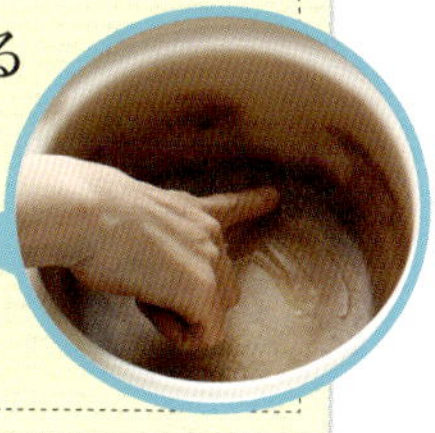

しりしり

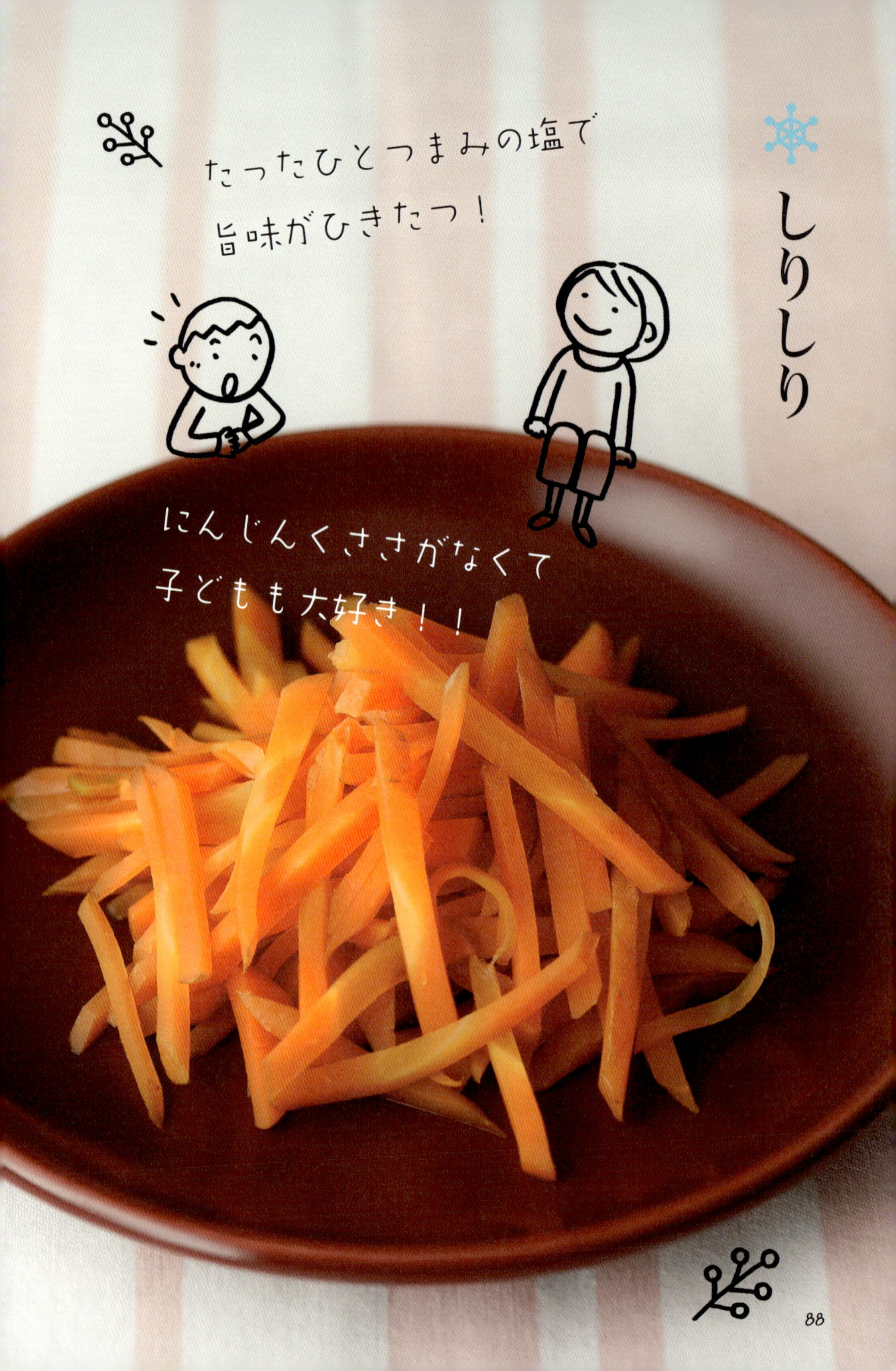
たったひとつまみの塩で
旨味がひきたつ！
にんじんくささがなくて
子どもも大好き！！

作りやすい分量（3人分）	・にんじん……1本 ・塩……ひとつまみ

step1 塩をする

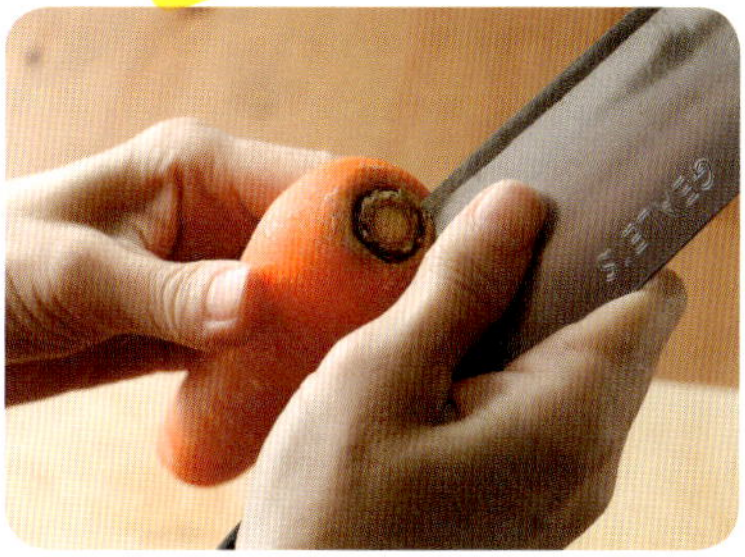

➡にんじんは皮をむかずに、ななめ切りしてから細切りにして塩をしておく。

step2 蒸し煮にする

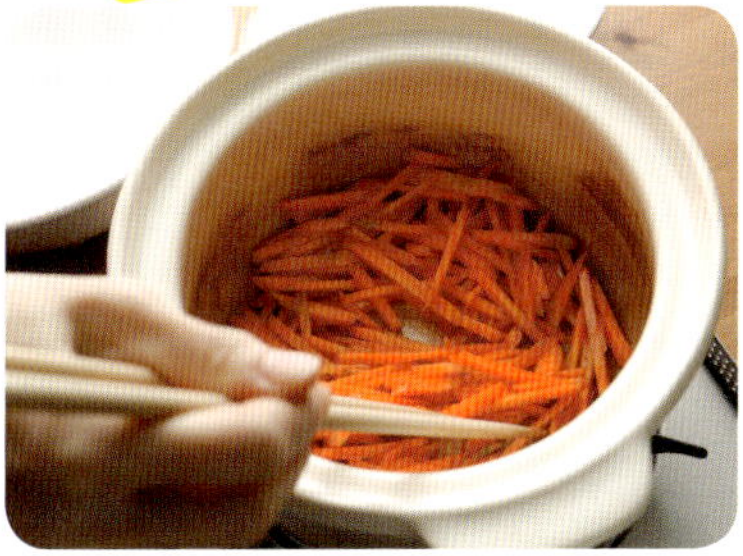

➡土鍋を温め、にんじんを入れて少しから煎りし、にんじんくささを飛ばす。ジュウジュウという音がしなくなったときが火を止める目安。

➡水少々を加え、ふたをして蒸し煮する。

➡やわらかくなったら、できあがり。

ONE POINT!

◎にんじんの水分を飛ばすことで、くさみがなくなります。そのままおかずにするだけでなく、サンドイッチや海苔巻き、味噌汁の具材としても重宝します。

MEMO

βカロテンやビタミン、ミネラルに食物繊維と栄養豊富なにんじん。五臓を温める効果も高いため、貧血や冷え性改善に効果を発揮します。

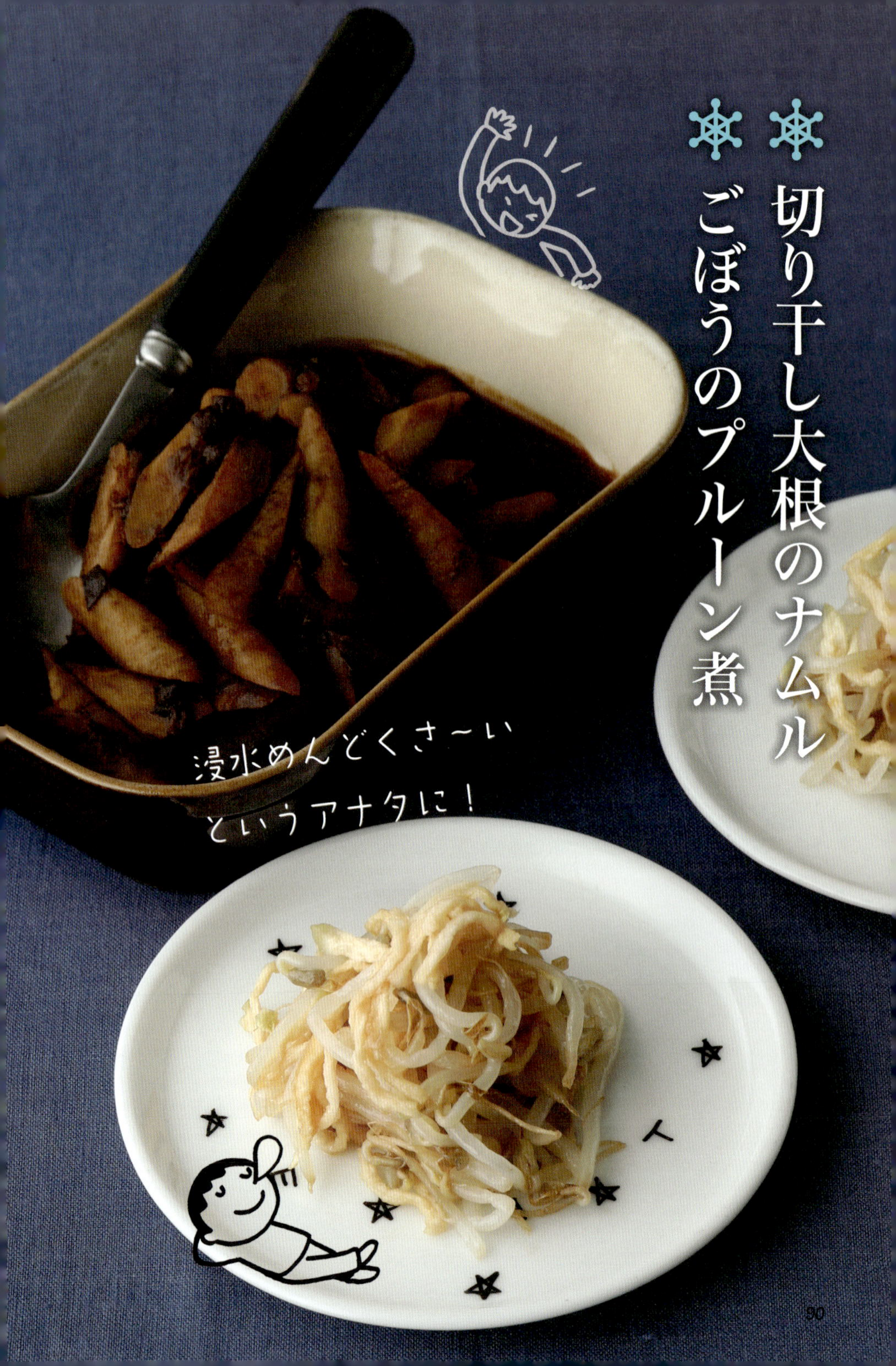

切り干し大根のナムル
ごぼうのプルーン煮

浸水めんどくさ〜い
というアナタに！

切り干し大根のナムル

作りやすい分量（3人分）

- 切り干し大根 ……15g
- もやし …………… 1/2 袋
- 梅酢 ……………… 小さじ 1
- 水 …………大さじ 1
- 醤油 ………小さじ 1
- ごま油 ……小さじ 2

step1 漬ける

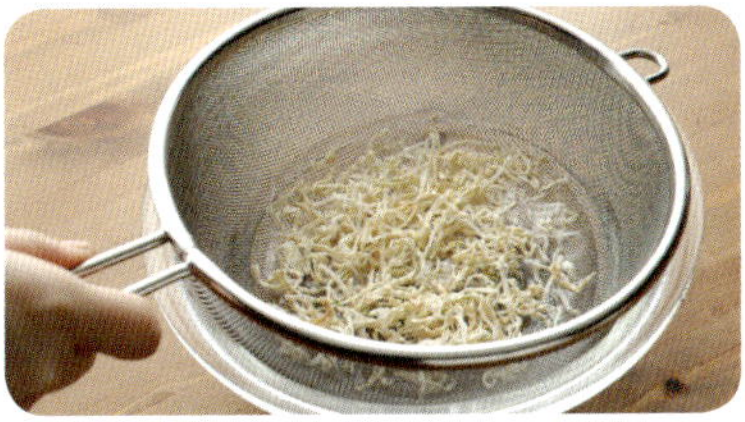

➡切り干し大根は浸水せずに、ボウルでさっと洗い、すぐにざるで水を切る。

➡梅酢と水を合わせたものに漬けて戻す。

step2 味付け

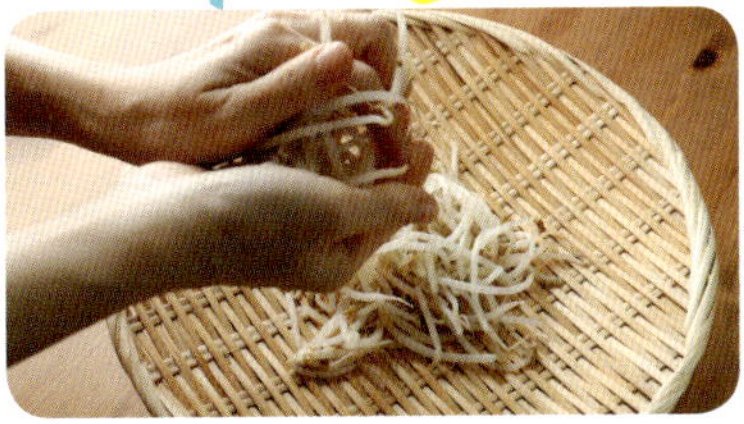

➡もやしはお湯でさっと茹でておか上げしておく。粗熱が取れたら、水気を軽く絞る。

➡切り干し大根ともやしを合わせ、醤油、ごま油で味付けする。

ONE POINT!
◎もやしをきゅうりにしてもおいしくいただけます。

ごぼうのプルーン煮

作りやすい分量（3人分）

- ごぼう …… 2 本
- プルーン …… 3 個
- 豆味噌 …… 大さじ 1
- 水……1/2 カップ

step1 洗う

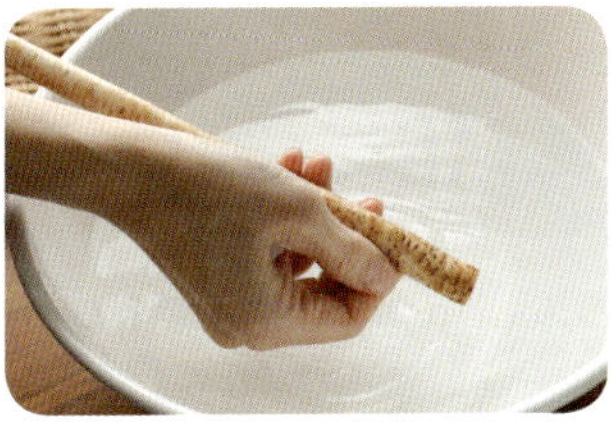

➡ごぼうはやさしく洗って、一口大の斜め切りにしておく。

step2 加熱する

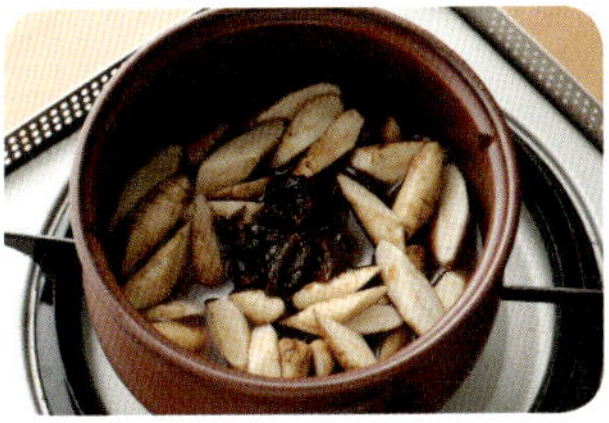

➡タネがあるプルーンはタネを取り、潰しておく。

➡すべての材料を鍋に入れて火にかけ、弱火で 20 分加熱する。

ONE POINT!
◎ごぼうは皮に栄養がたっぷり。タワシで洗うと栄養がなくなってしまうので NG です。

みるみる元気 3

●S・Jさん　東京都

お悩み 高校生の長女（アスペルガー傾向あり）

食事を変えたことで、私自身の自己肯定感が上がり「こんな私でも何かができるかもしれない、世の中の役に立てるかもしれない」と思えるように。母である私がそう思えるようになったら、アスペルガー傾向の強い長女の特徴（相手の気持ちがわからない・空気が読めない・発想が奇抜で授業中に先生を質問攻めにするなど）、いままで「困った特徴」として捉えていたものが、「才能」だと感じられるようになりました。

お悩み 高校生の次女（不登校）

食事を変えてから、３週間で不登校だった娘が高校を退学するという決断をして新しい学校にひとりで願書を出しに行きました。その足でアルバイトを決め、さらに１か月後には、料理教室に通い始め、壱岐島にひとり旅へ。現在、大学進学を目指して、勉強中です。今年の目標は「やりたいことは全部やる」。いままで、「お母さん決めて」というのが口癖で、なにひとつ自分で決められなかった娘の大きな変化に驚いていています。

お悩み 小学生の長男（臆病な性格）

新しいことに挑戦できない性格だった小学２年生の息子（当時）。野球をやりたいといいながら、少年野球チームに入部しないままグラウンドの外から見学すること半年。ずっと、監督や友だちから「一緒にやろう」と言われても不安が大きく入部できなかったのに、食事を変えて３か月後に入部を決めました。

お悩み 子どもたち・家族の疾患（ハウスダストアレルギー、アトピー性皮膚炎、花粉症）

38年間苦しんできた私の花粉症が軽くなりました。子どもたちの肌荒れも改善。完全に治ったわけではありませんが、アレルギーの症状が出ると「何を食べたっけ？」「何が原因かな？」と食べたものを考えて、対処できるように。食べトレを始めてから皮膚科にはまったく行っていません。

Chapter 8

おやつのレシピ

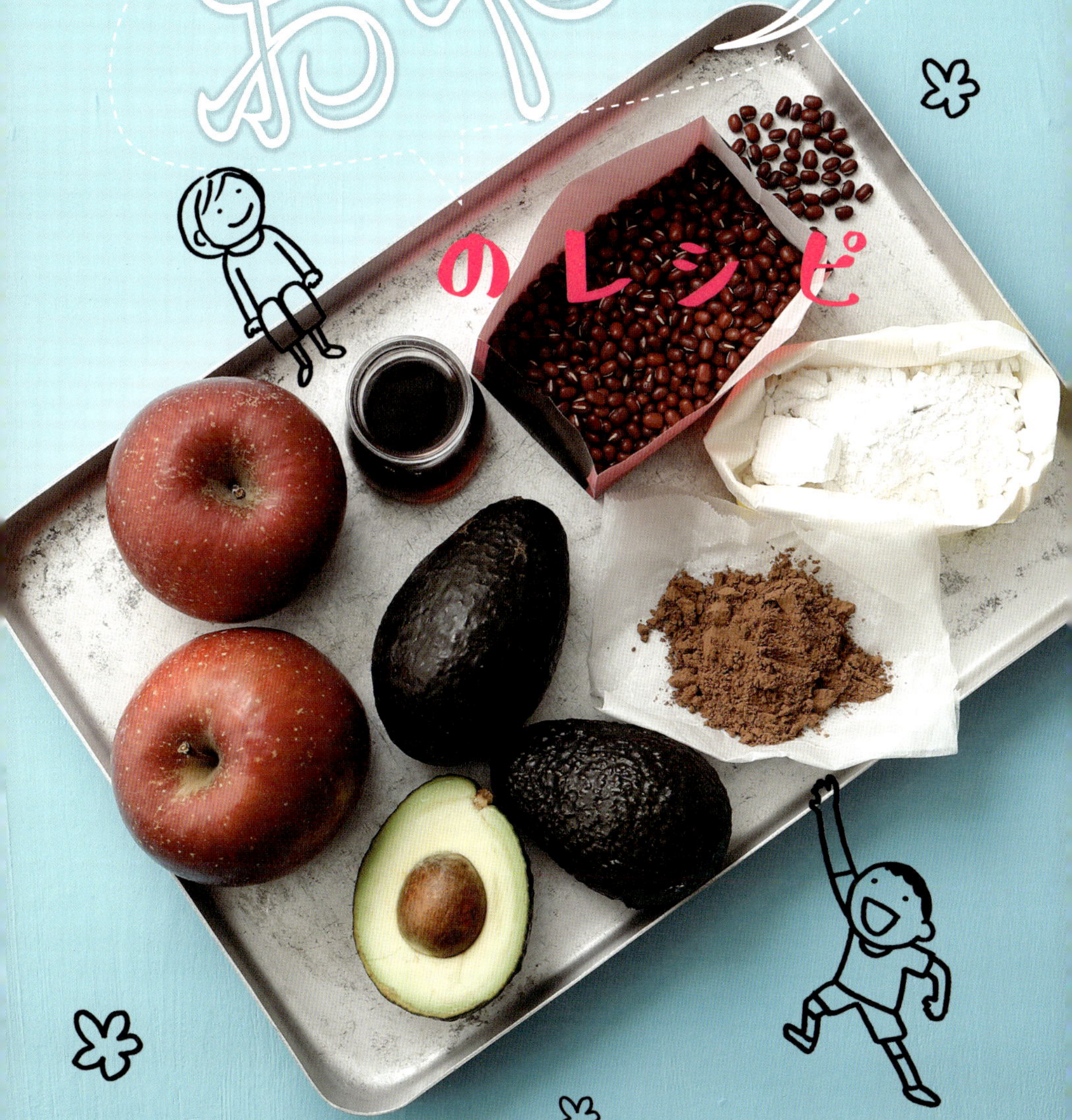

おやつの注意点

手間ひまかけなくても驚くほどおいしい！

子どもが大好きなおやつ。「質」に少しこだわってほしい――これが食ベトレの願いです。でも手作りってめんどくさい。特におやつは敷居が高くなりがちです。だからこそ本書では、「このおやつなら作ってみよう」と思えるようなおやつをご提案しています。

たとえば「葛りんご」。こちらはおやつとして楽しめるだけでなく、風邪のときの「お手当て」としても使えるレシピです。風邪のときにりんごの力を知っていると、熱で食欲がなくても栄養補給や水分補給ができます。加えて葛は内臓を温める作用があるので回復を助けてくれます。

「チョコムース」は、ブレインフードを使用しています。ブレインフードとは、

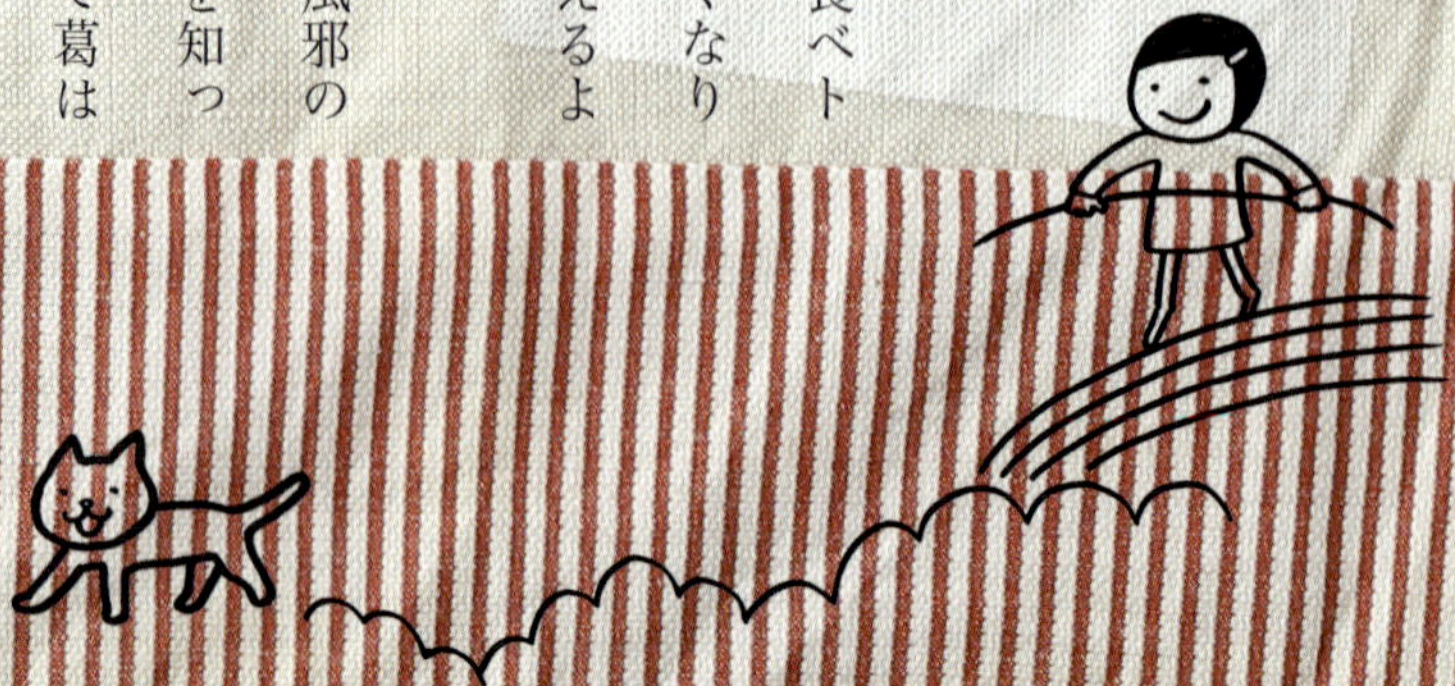

脳（ブレイン）を活性化する栄養素や機能改善を行うとされる食物のことです。そのなかで高い効果が認められている食材は18。ここで使用しているアボカドやカカオ、トッピングなどのナッツもブレインフードです。

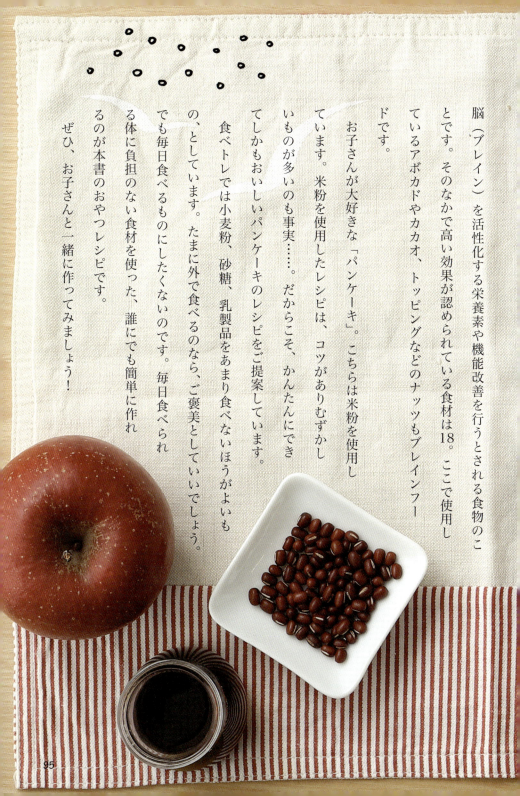

お子さんが大好きな「パンケーキ」。こちらは米粉を使用しています。米粉を使用したレシピは、コツがありむずかしいものが多いのも事実……。だからこそ、かんたんにできてしかもおいしいパンケーキのレシピをご提案しています。

食べトレでは小麦粉、砂糖、乳製品をあまり食べないほうがよいもの、としています。たまに外で食べるのなら、ご褒美としていいでしょう。でも毎日食べるものにしたくないのです。毎日食べられる体に負担のない食材を使った、誰にでも簡単に作れるのが本書のおやつレシピです。

ぜひ、お子さんと一緒に作ってみましょう！

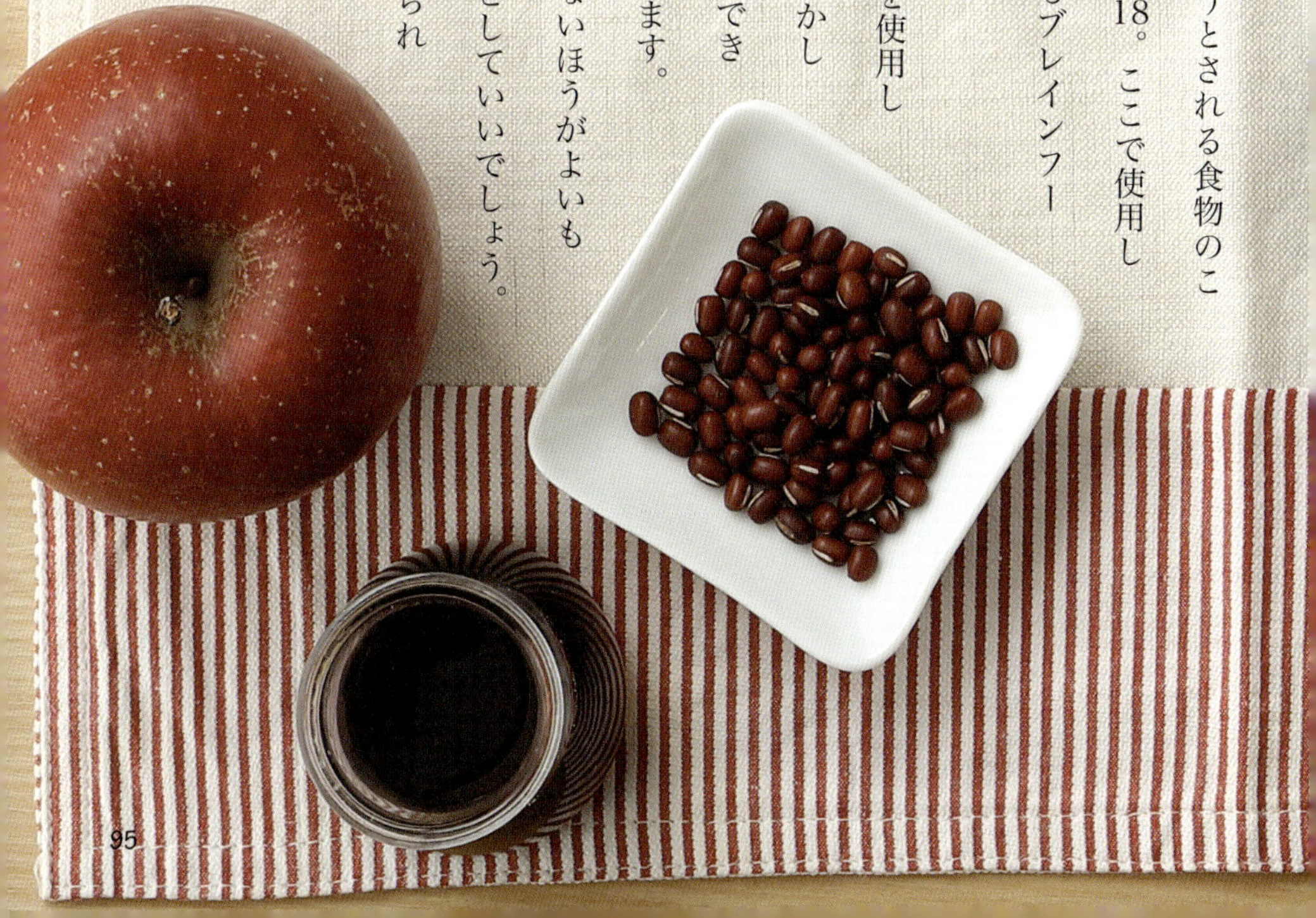

春 葛りんご

元気なときも、元気じゃないときも！

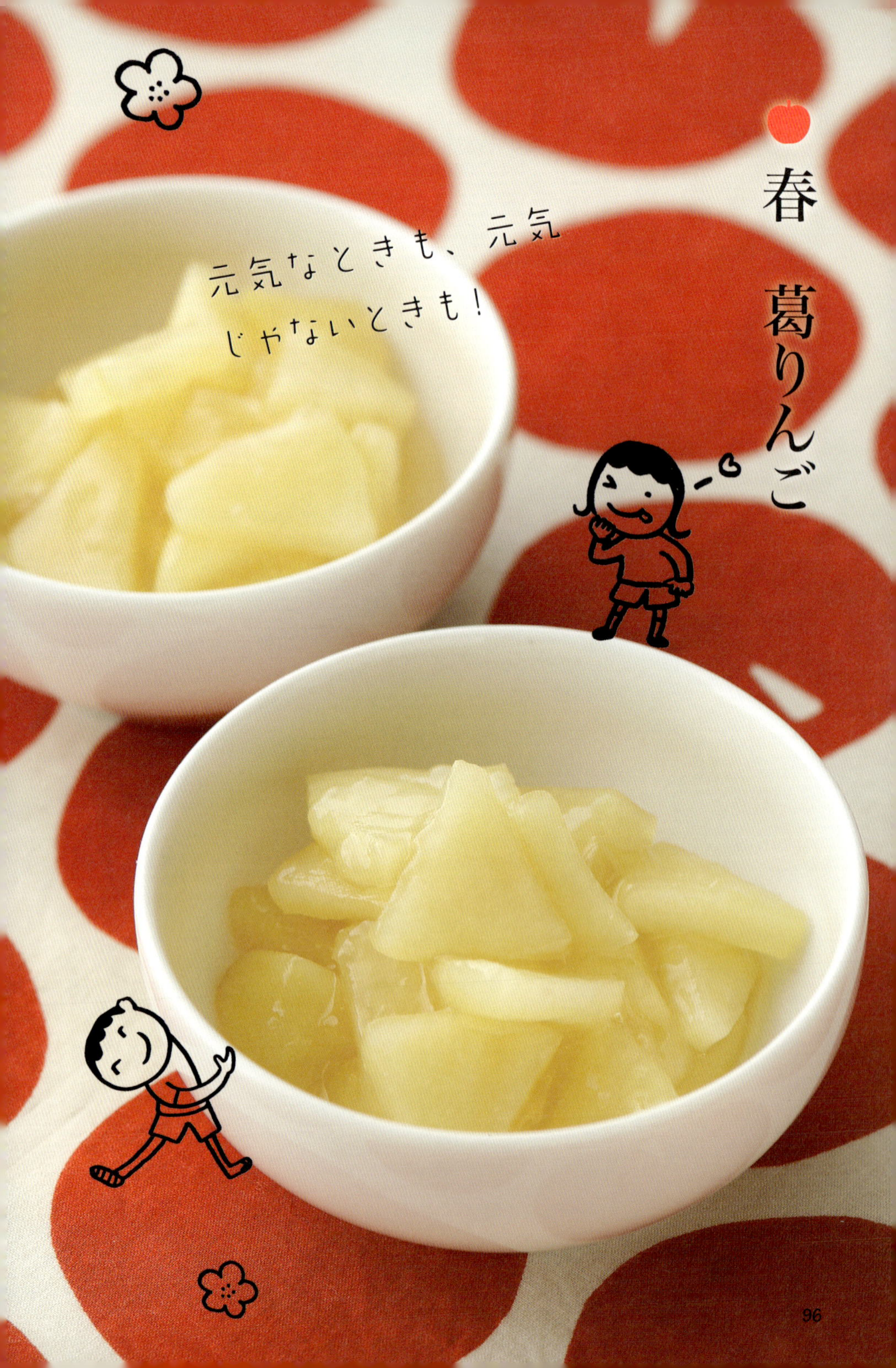

作りやすい分量（3人分）

- ・りんご……1個
- ・塩……少々
- ・水またはりんごジュース……80mℓ
- ・本葛粉……大さじ1弱
- ・レモン汁……小さじ2

step1 切る

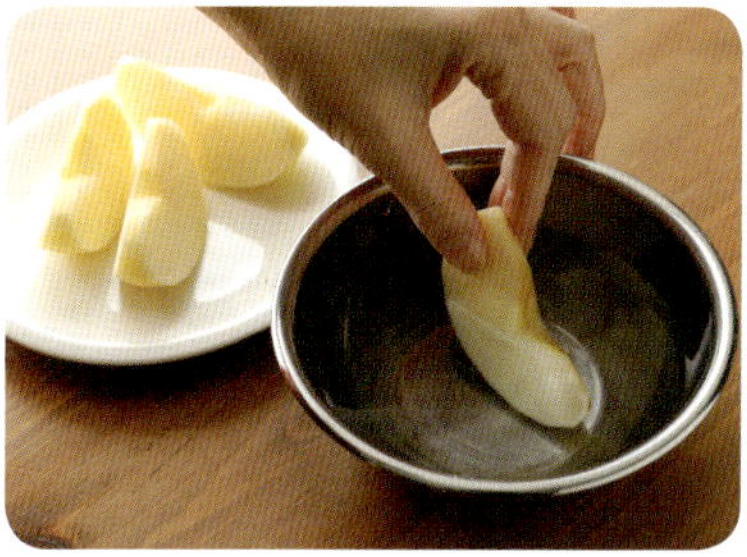

➡りんごは8等分にし、0.8%の塩水にくぐらせて（分量外）いちょう切りにする。

➡鍋にりんごと水またはりんごジュースを入れ、塩をひとつまみして中火にかける。

step2 煮る

➡ふつふつとしてきたら火を弱めて、りんごに火が入るまで煮る。

➡水（分量外）で溶いた本葛粉を回し入れ、水分が透明になったら、レモン汁を回し入れて火を止める。

ONE POINT!

◎りんご（林檎）やみかん（蜜柑）など漢字でも書けるくだものが子どもにはおすすめですが、食べすぎるとカラダを冷やしてしまいます。

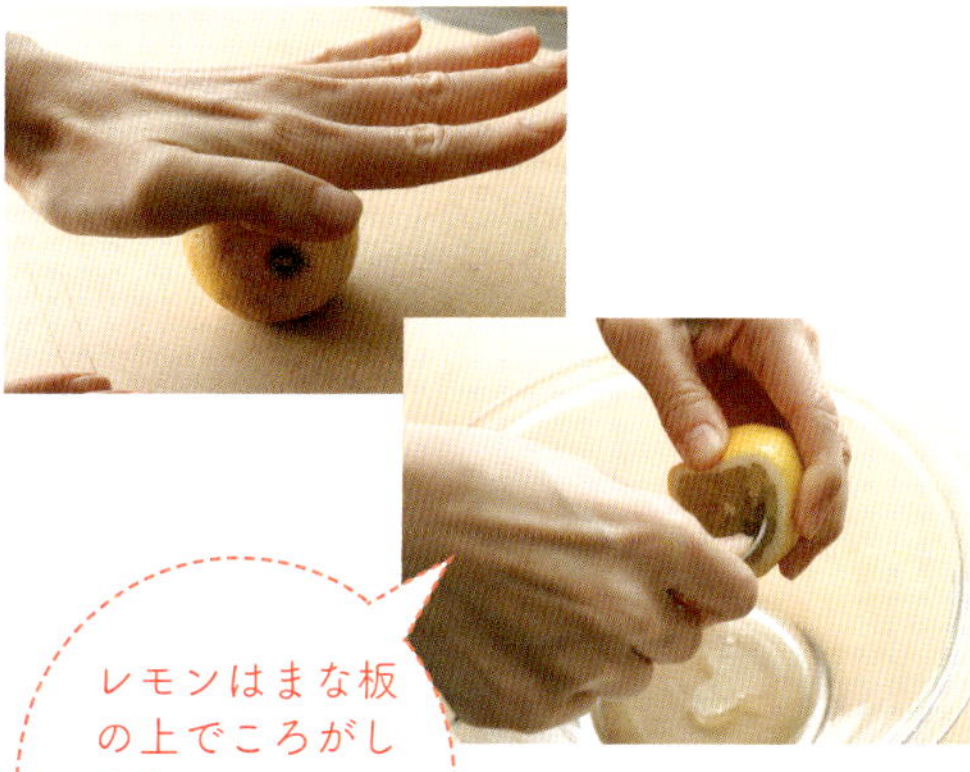

レモンはまな板の上でころがしたあと、フォークを使うと簡単にしぼれます。

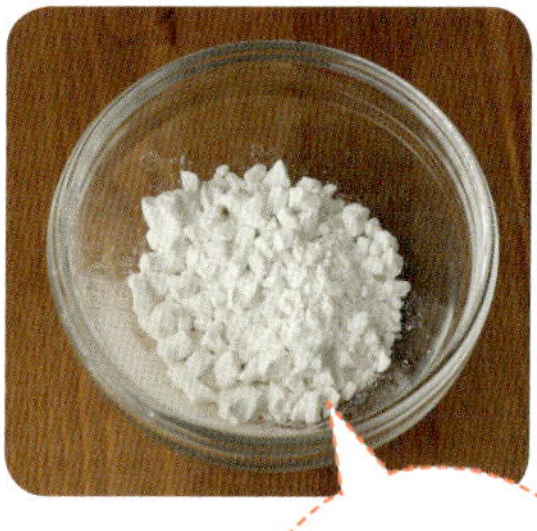

葛は熱があるときの熱冷ましの役割も。

夏 チョコムース

ブレインフードで
脳も活性化！

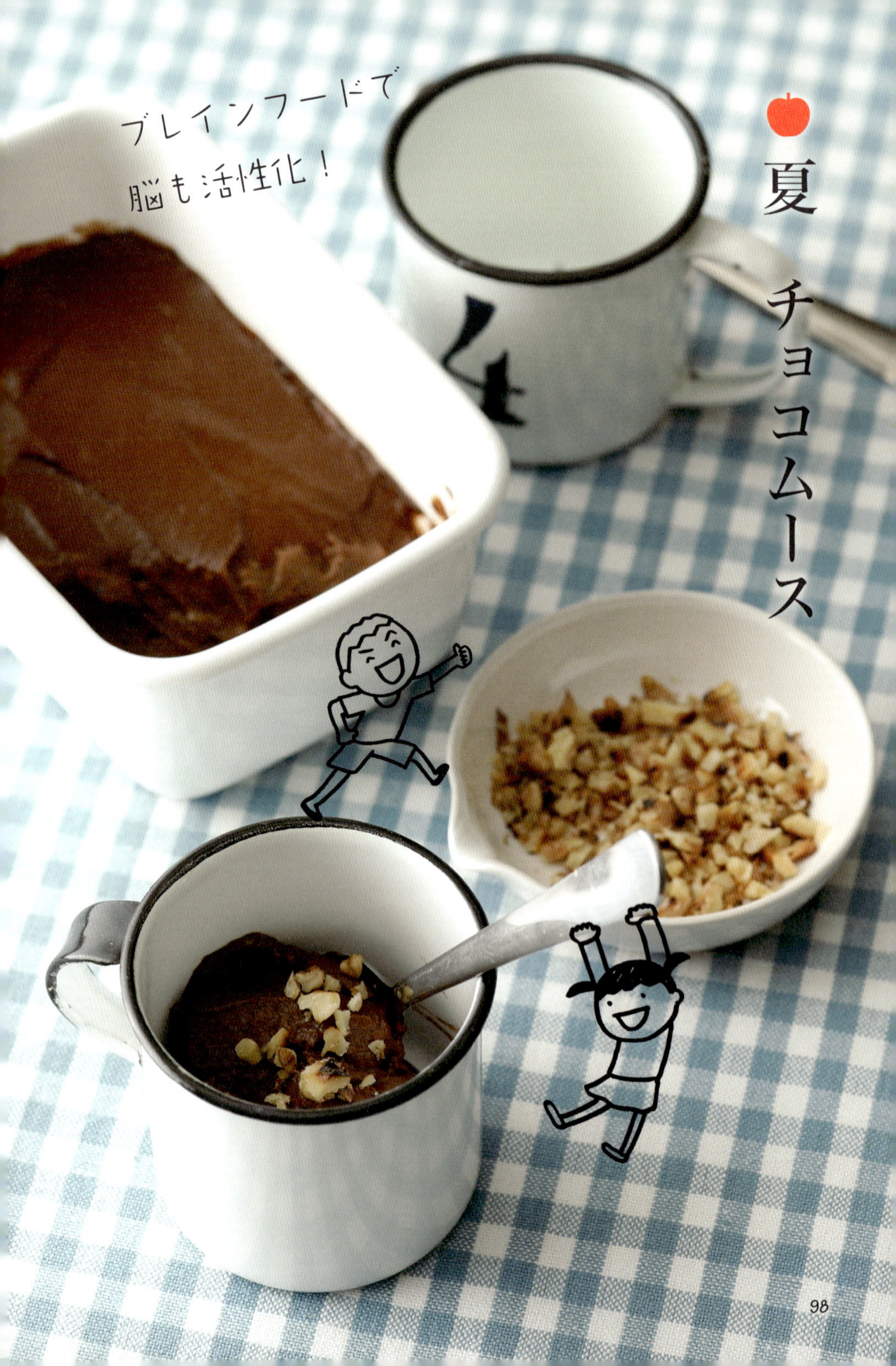

作りやすい分量
(3人分)

・アボカド……1個
・ココアパウダー……1/4カップ
・デーツシロップ……大さじ2
（もしくはメープルシロップ）
・ライスミルク……50cc
（もしくは豆乳）
・バニラエッセンス……小さじ1
・ナッツ………………お好みの量

step1 まぜる

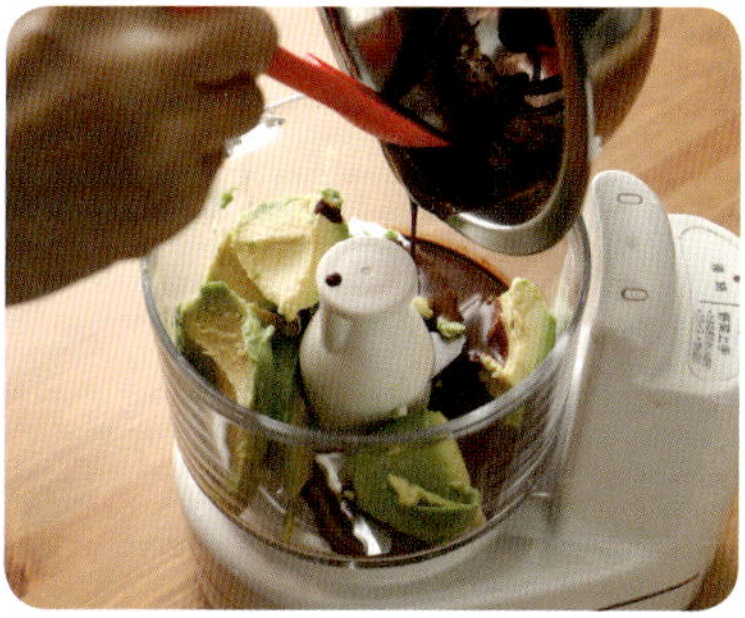

➡フードプロセッサーでアボカドをクリーミーになるまでまぜる。

➡ライスミルクとココアパウダーをよくまぜて加える。

step2 さらにまぜる

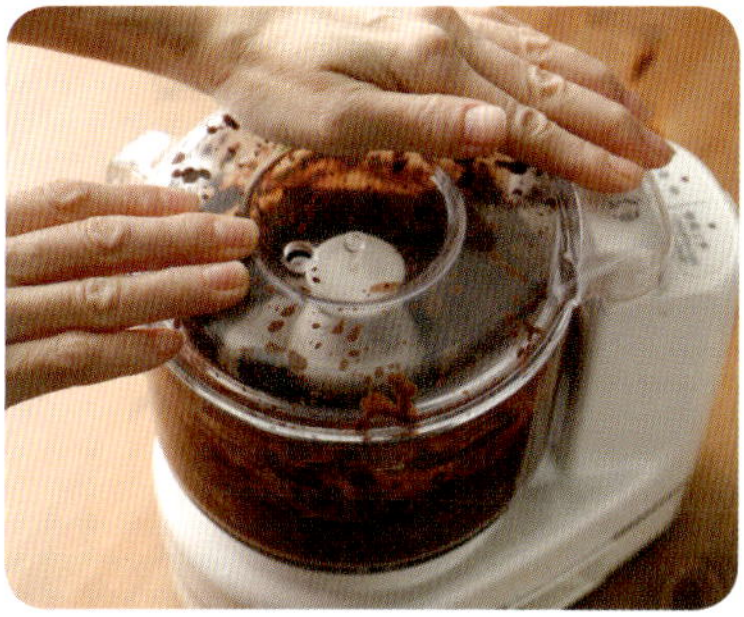

➡デーツシロップ、バニラエッセンスを加えてよくまぜ合わせる。

➡容器に入れて、冷蔵庫で冷す。器に盛り付けたらトッピングを飾ってできあがり。

たて半分に切ったらくるりと回して半分に。
包丁の角を刺して包丁を回すとかんたんにタネがとれます。

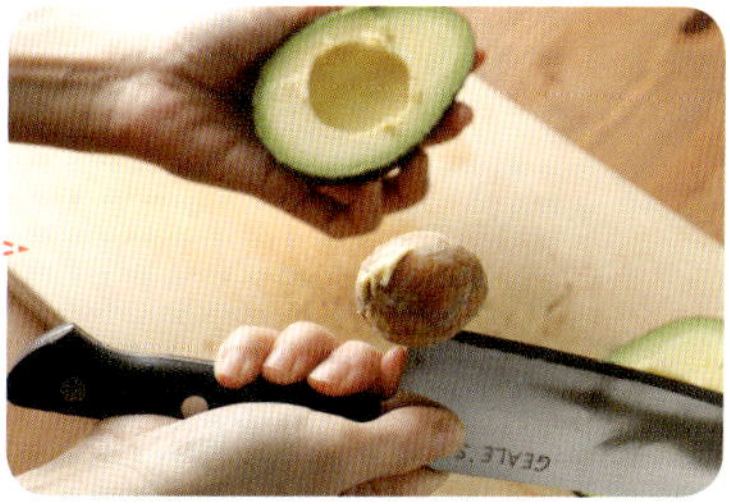

土用　米粉パンケーキ

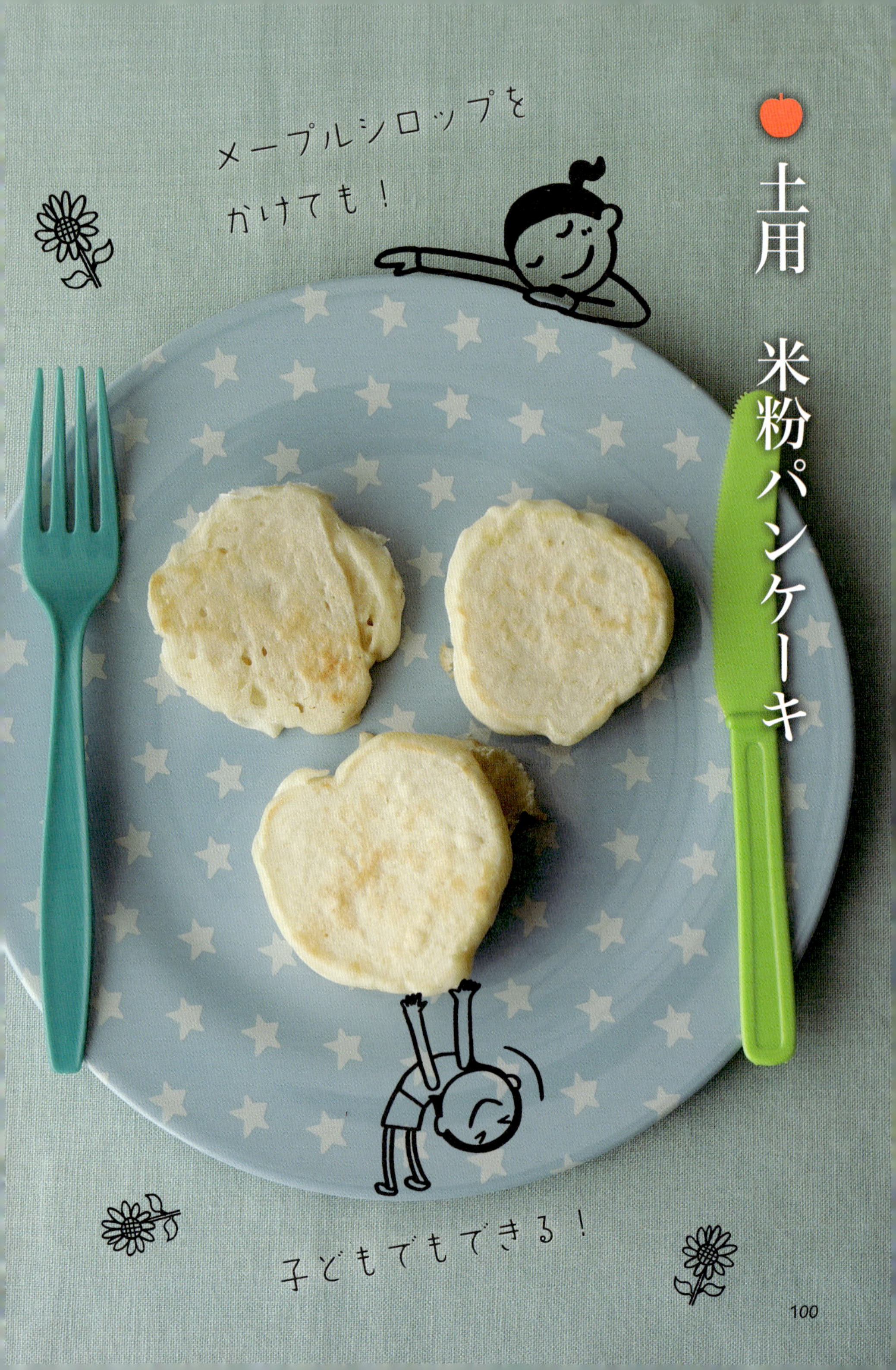
メープルシロップを
かけても！
子どもでもできる！

作りやすい分量（3人分）

・米粉……1/2カップ
・甜菜糖《てんさいとう》……大さじ1
・ベーキングパウダー……小さじ1
・豆乳ヨーグルト……120g
・菜種油……適量

step 1 まぜる

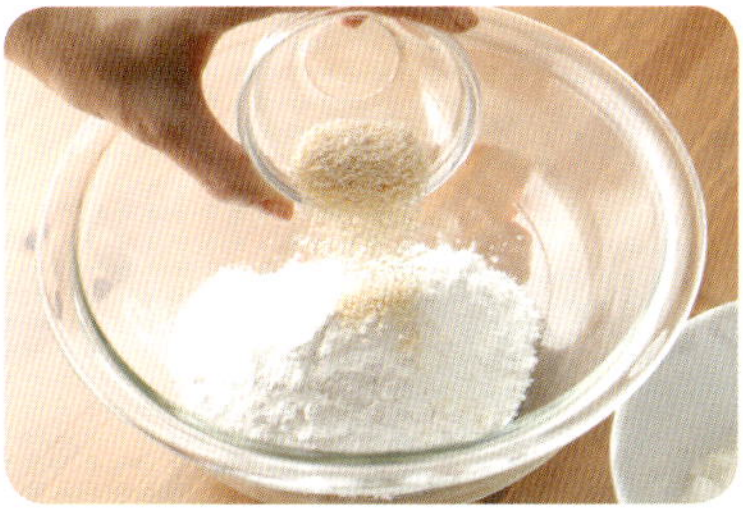

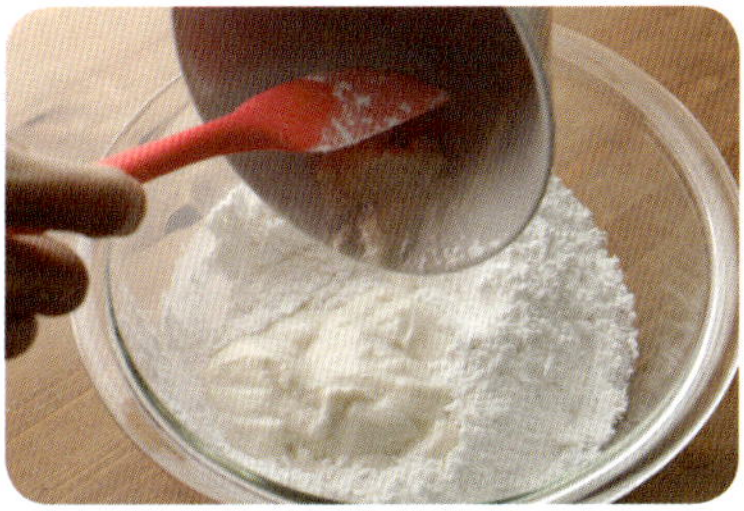

➡米粉、甜菜糖、ベーキングパウダーをよくまぜておく。

➡豆乳ヨーグルトを入れて、ゴムベラでよくまぜる。

step 2 焼く

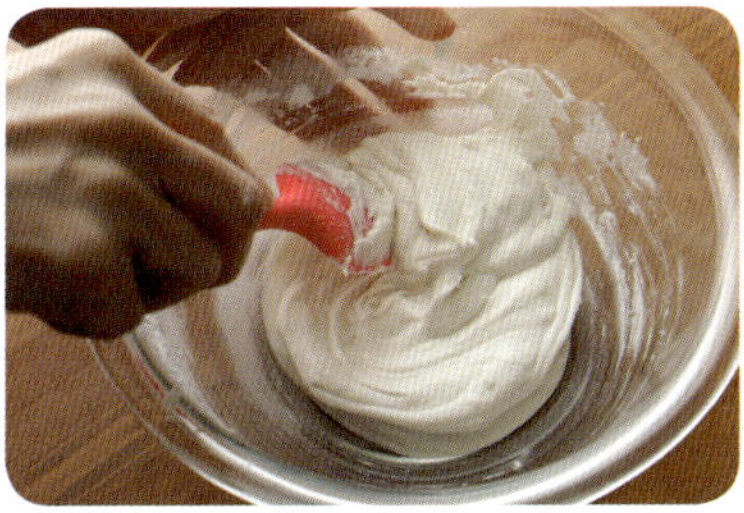

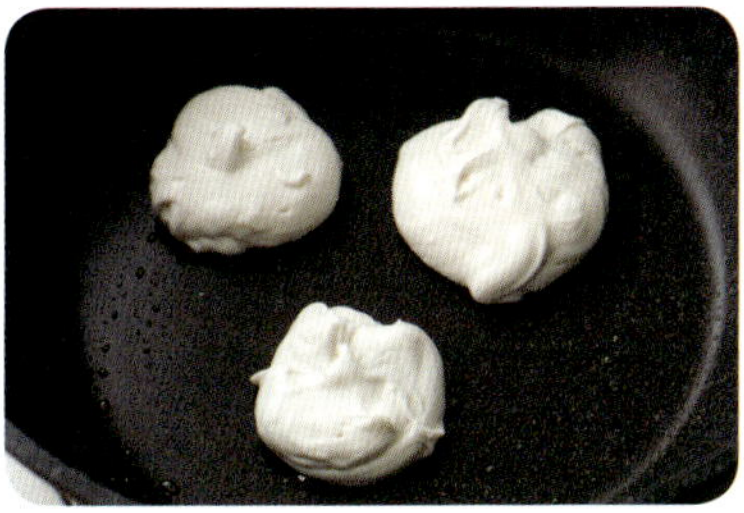

➡弱火で片面ずつ、3分程度ずつ焼く。

まぜてもグルテンが出ない米粉は、かたくならないため子どもも楽しく参加できます。

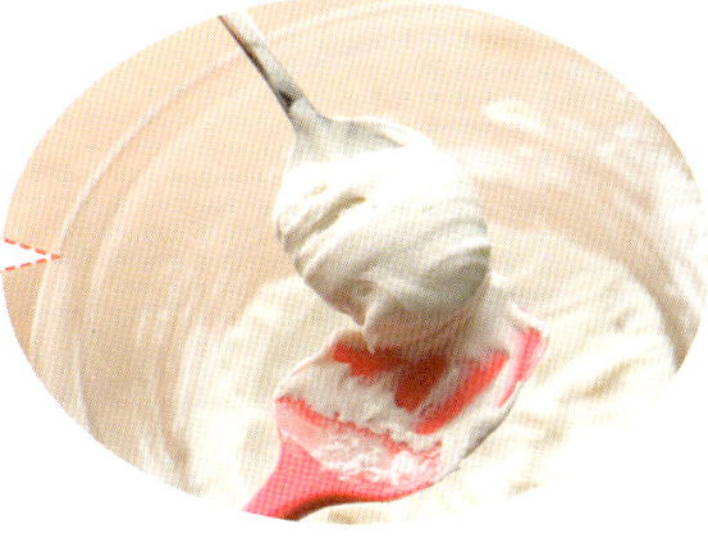

秋　甘酒プリン

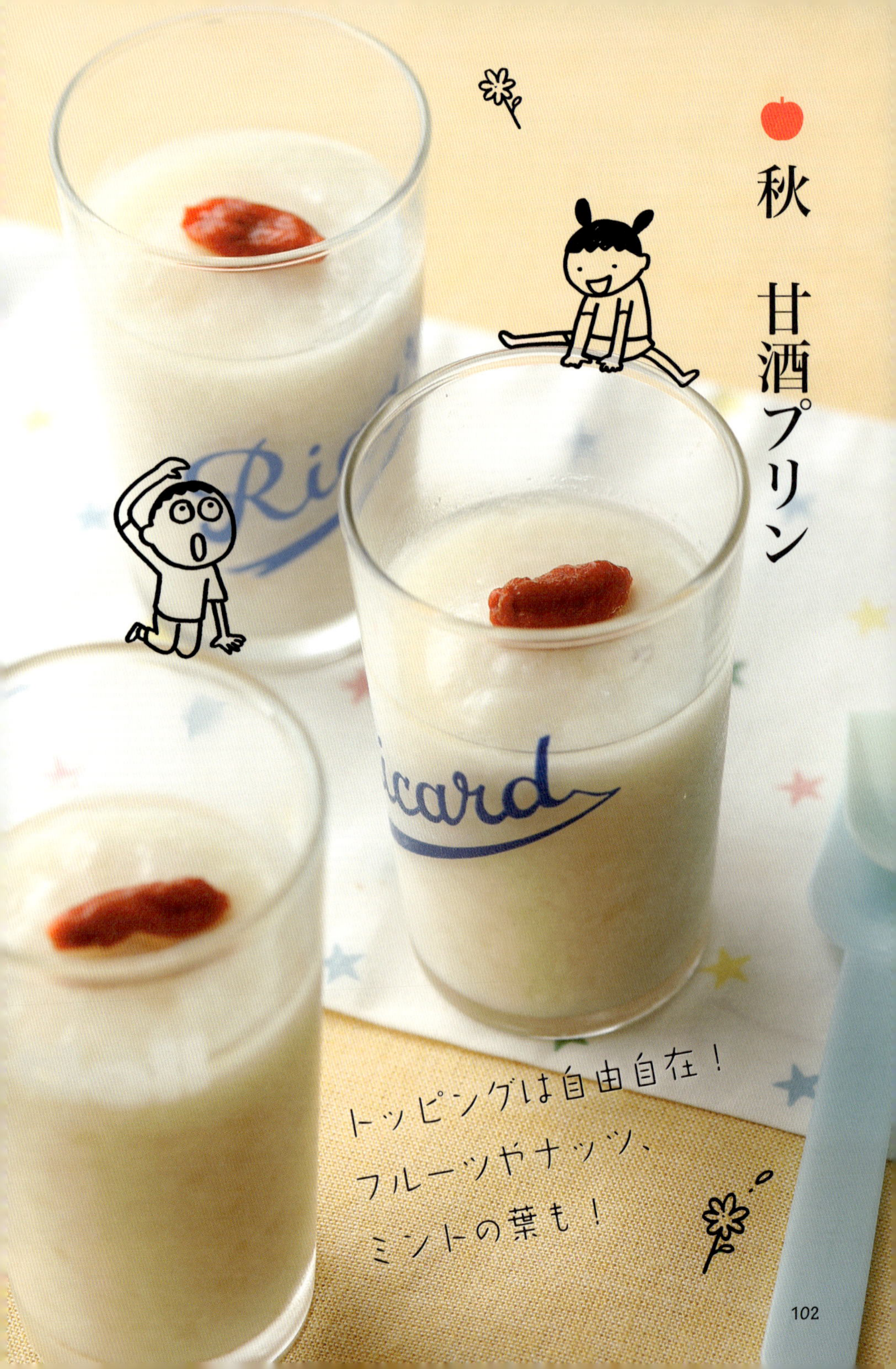

トッピングは自由自在！
フルーツやナッツ、
ミントの葉も！

作りやすい分量（3 人分）	・甘酒（もしくは玄米甘酒）……100mℓ ・水……130mℓ ・寒天パウダー……小さじ 1/4 ・塩……ひとつまみ	・本葛粉……小さじ 2 ・クコの実……6 粒 ・りんごジュース……大さじ 1

step1 火にかける

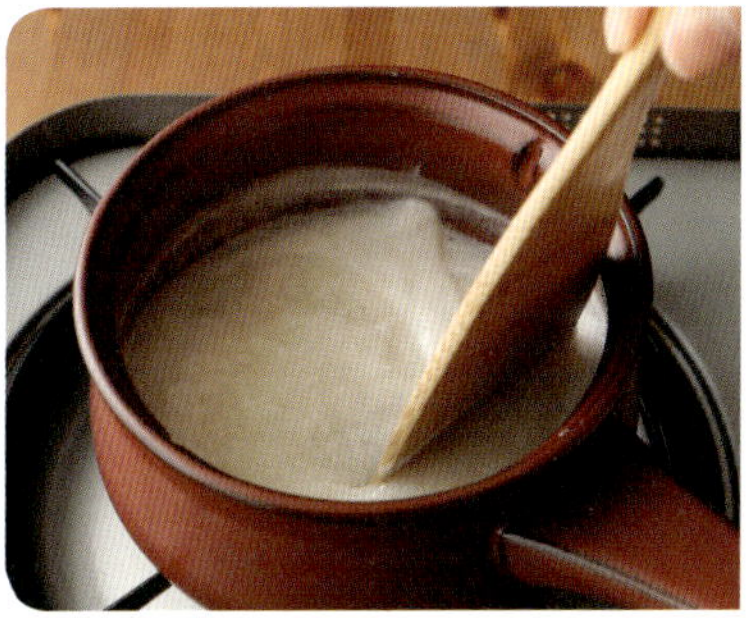

➡鍋に甘酒、水、寒天パウダー、塩を入れて火にかける。

➡クコの実はりんごジュースにひたしておく。

step2 煮る

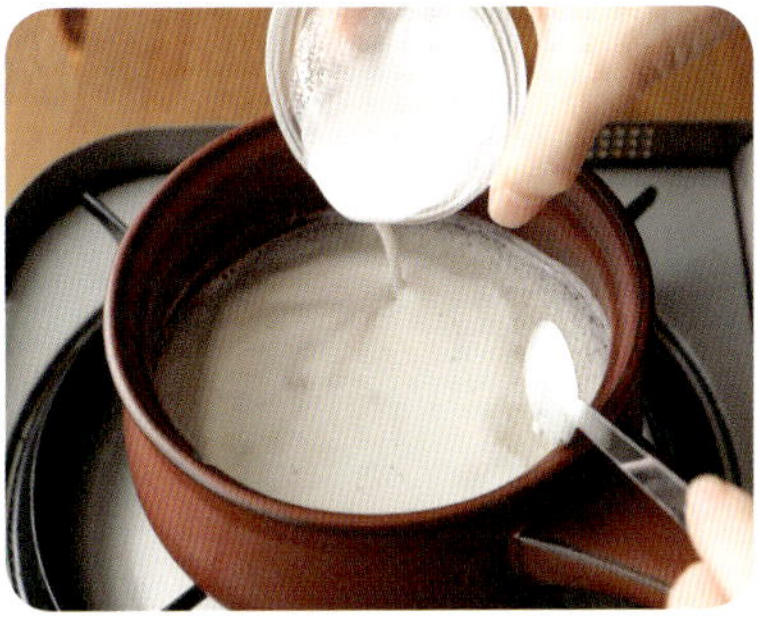

➡沸騰したら弱火にして、本葛粉 (同量の水で溶いておく) を入れて 2、3 分煮る。

➡小さい器にとりわけ、粗熱がとれたら冷蔵庫で冷やす。

ONE POINT!

◎寒天は沸騰させないと溶けないので高温で。一方、葛は沸騰させるとうまくかたまらないので別々で入れましょう。

「米麹甘酒」と「酒粕甘酒」

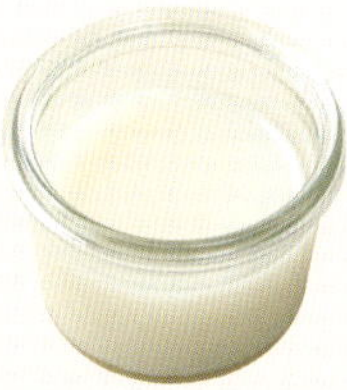

米麹を使用してつくられる「米麹甘酒」はブドウ糖成分が多く、飲む点滴といわれています。

「酒粕甘酒」は酒をつくる際にでるしぼり粕に水を加えたもの。酒粕甘酒には少量ですがアルコールも含まれているため子ども向きではありません。

冬 あずきしるこ

さむーい冬はおやつも
ポッカポカで！

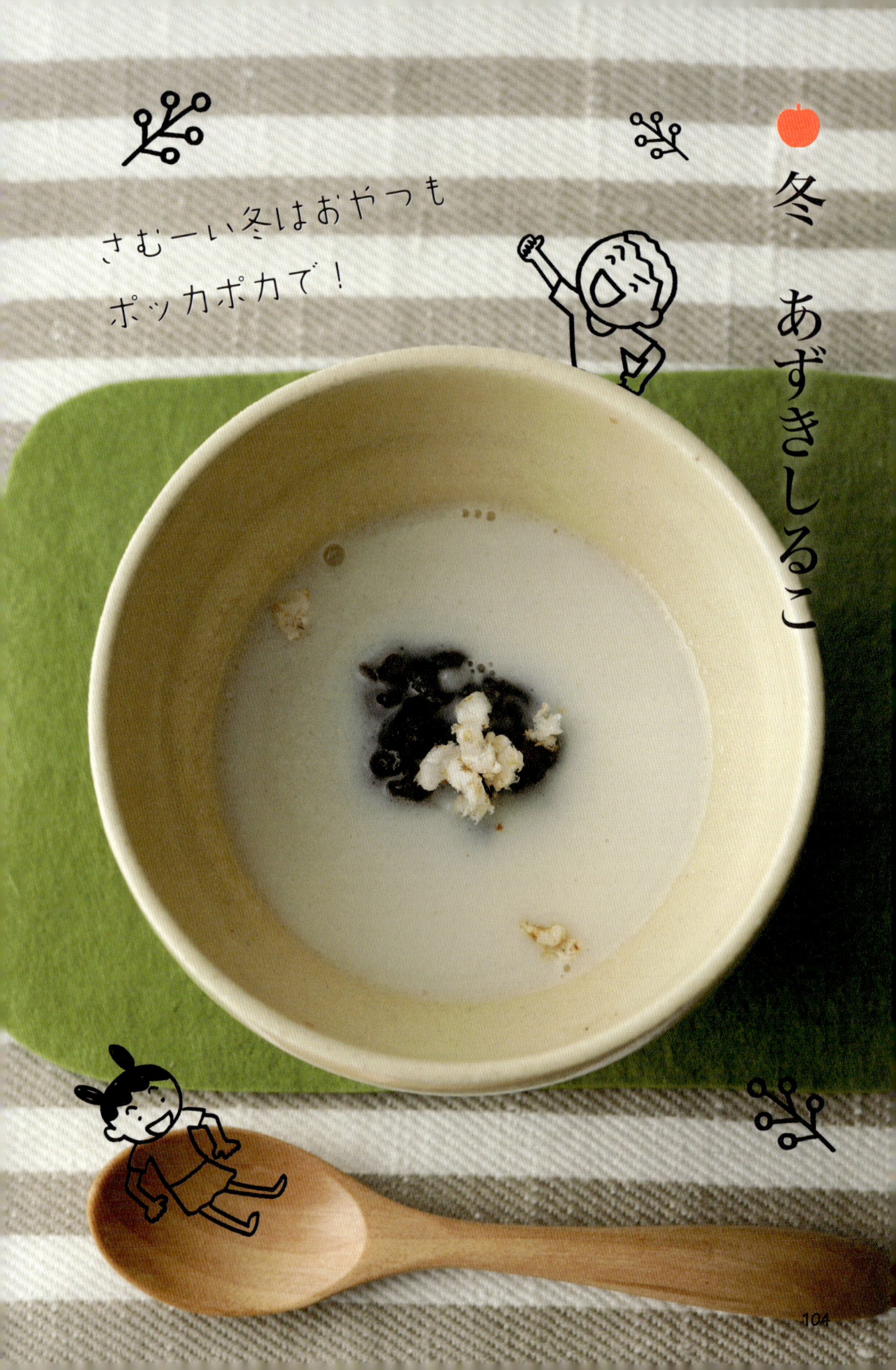

作りやすい分量
（3人分）

・あんこ……100g
・ココナツミルク……150mℓ
・豆乳……150mℓ
・甘酒……75cc
・塩……ひとつまみ

お好みのトッピング
・もち米飴
・そば米（そばの実）フレーク

step1 煮る

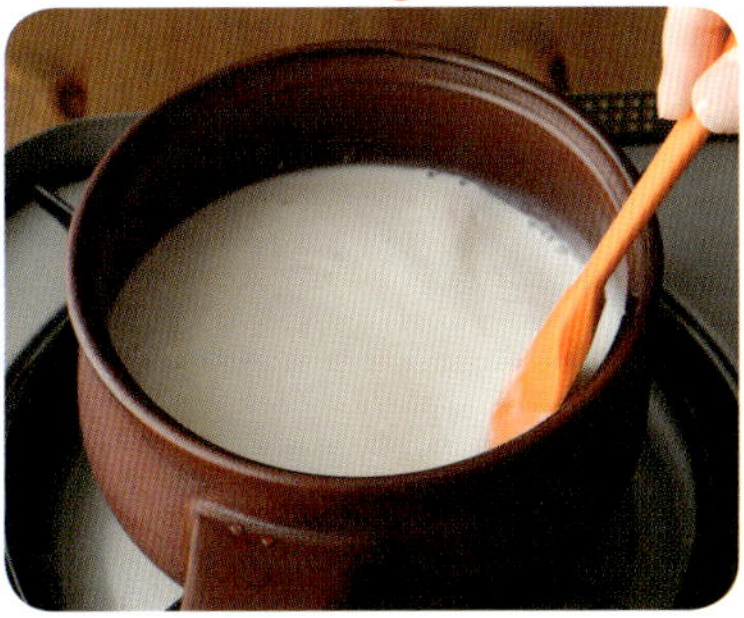

➡ココナツミルク、甘酒、豆乳に塩を入れて火にかける。

step2 注ぐ

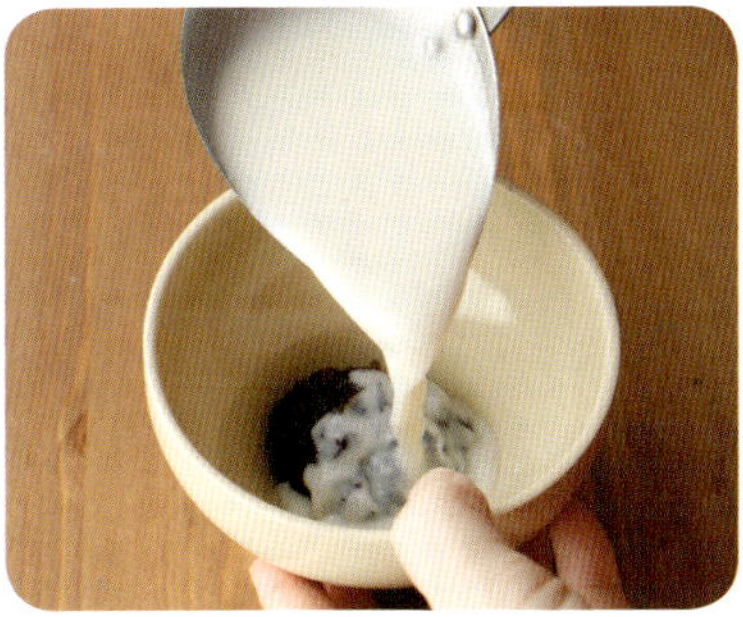

➡器に、あんこを盛り付ける。

➡火にかけた材料を器にそそぐ。

➡トッピングで、そば米フレークともち米飴をかけてできあがり。

ONE POINT!

◎冬の食材のそばは、粉だとカラダを冷やし、粒だと体をあたためる効果があります。ただし、そばアレルギーがあるお子さんは、そば米フレークはかけないでください。

MEMO

牛乳を飲むと、お腹がゴロゴロしたり、ガスがたまったり……。多くの日本人は乳糖不耐症で乳製品の成分の乳糖を分解できません。乳糖が含まれていないココナツミルクなら安心です。あんことライスミルクに甘みがあるので、プレーンなココナツミルクのほうがよく合います。

インストラクターレシピ

食べトレの理念に賛同して、活動しているインストラクターは
全国に 170 人以上。オリジナル料理がどんどん増えています。
なかでも人気の「かんたん」「おいしい」レシピを大公開 !!

楽チンおかず

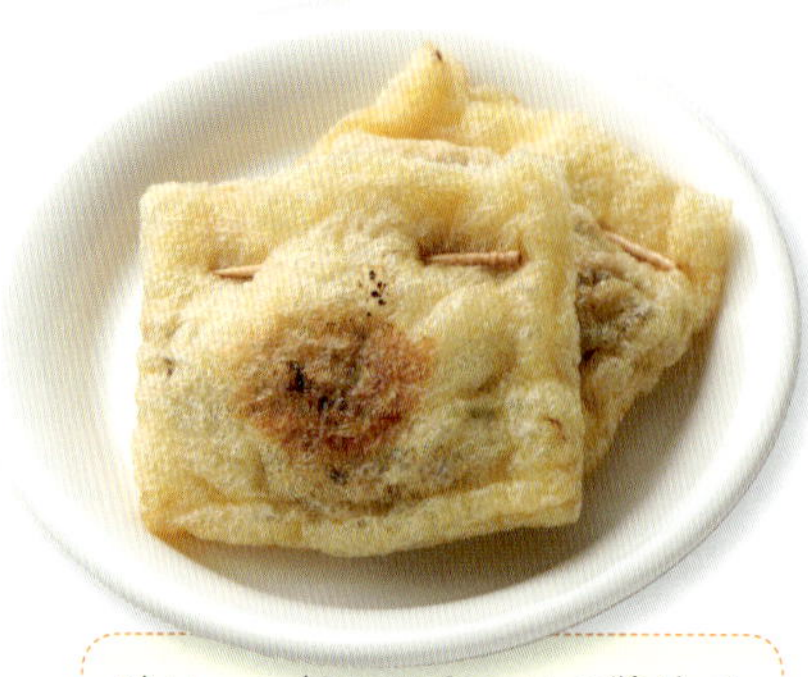

味は、お好みに合わせて醤油で加減を。ご飯にのせて食べるとおいしいです！

揚げ納豆

堤 由紀

(3 人分)
かつお節・ねぎ・醤油 / 適量
納豆 /1.5 パック　油揚げ /1 枚

1 納豆 1.5 パックと、かつお節、ねぎは少量を醤油を入れてまぜ合わせる。

2 揚げの端を切り、中に 1 の具を入れて、爪楊枝でとめる。

3 フライパンできつね色に色づき、少しパリパリ感がでるまで焼く。

前日の残りもの全部入れちゃう

れんこん餅

宮澤めぐみ

(3 人分)
れんこん／ 100 ～ 200g
残りもののおかず／ 40 ～ 50g
米粉／大さじ 1　ごま油／大さじ 1

1 れんこんを洗ってすりおろす。

2 前日の残りのおかずを刻む。

3 れんこんをすったものと 2 を混ぜ合わせる。

4 汁が多い場合は少し米粉を入れてつなぎにする。

5 ごま油で揚げ焼きにすれば完成。

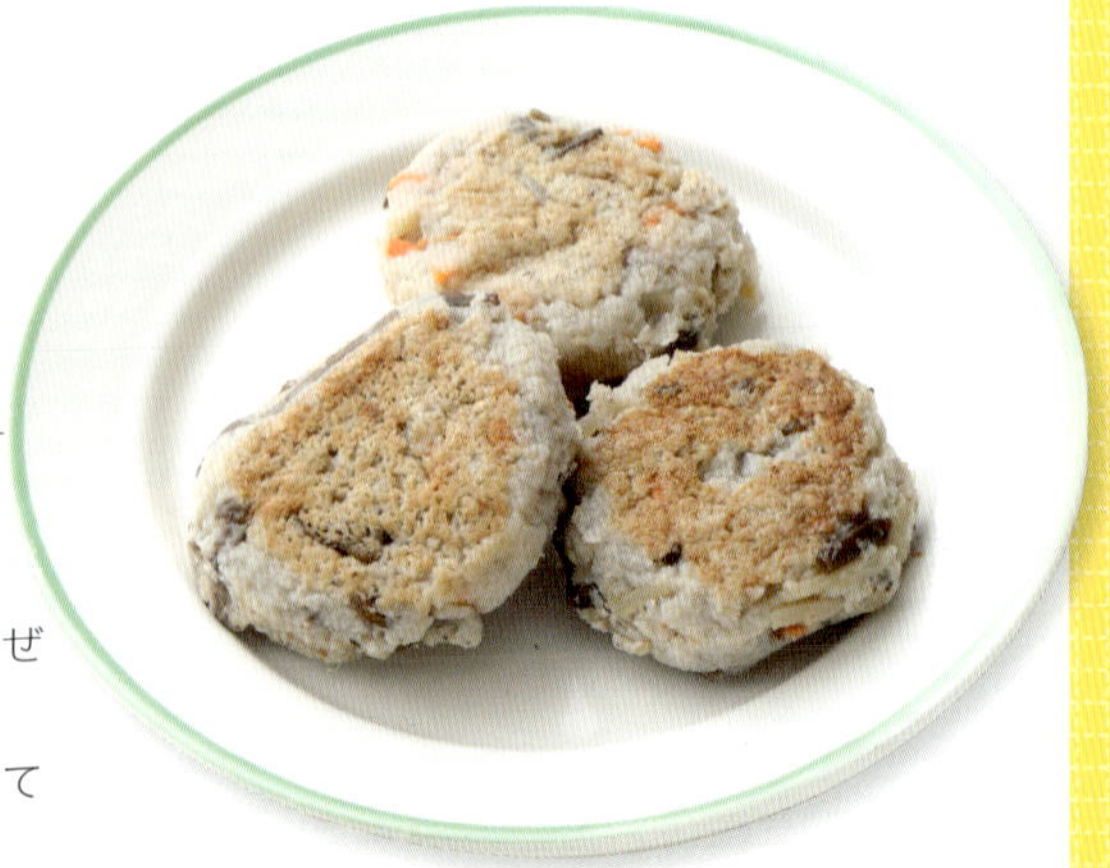

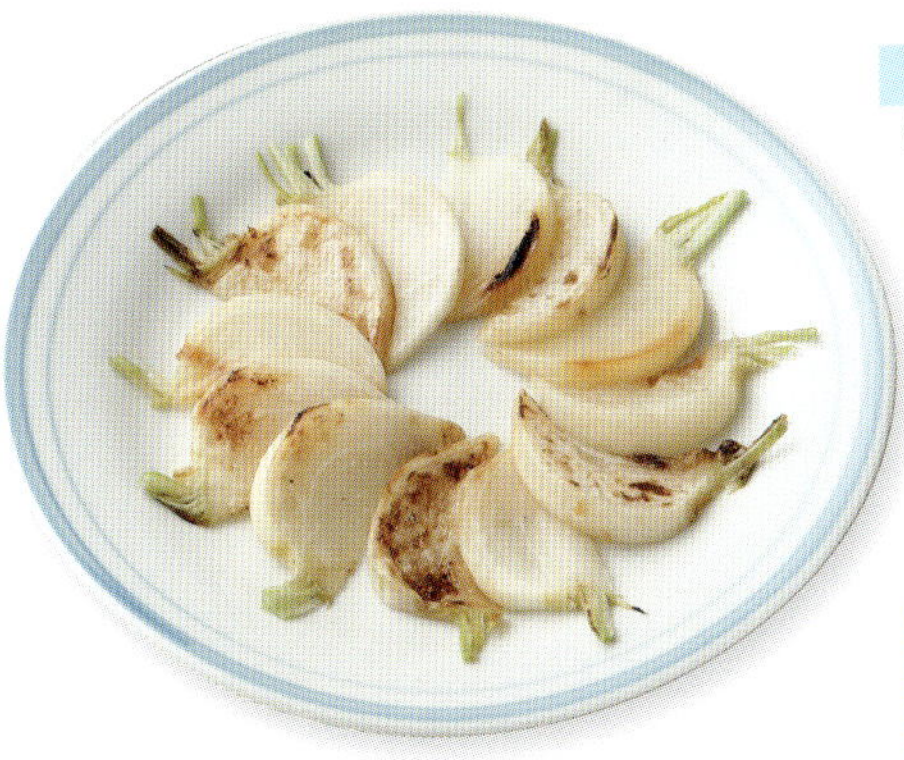

かぶのじっくり焼き

紺野莉奈

(3人分)
かぶ／2個　油／適量

1 かぶを0.5mm〜1cmほどの幅で切る。
2 フライパンに薄く油をひき、かぶを入れて20分焼く。

味付けは塩や味噌、にら醤油など、なんでもOK！もちろん、そのままでも甘くておいしい！

キャベツサラダ

しょうだ じゅんこ

(3人分)
キャベツ／1/6個　海苔／全型1枚
醤油／小さじ1

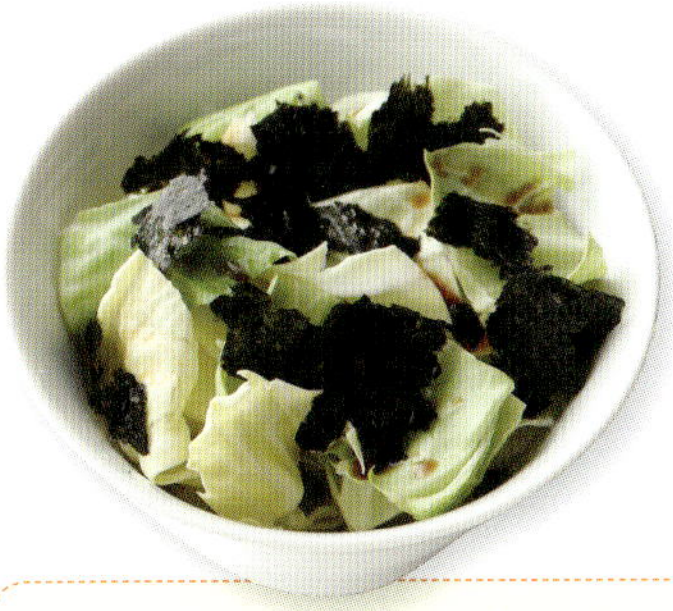

1 キャベツは洗ってから、ひとくち大のざく切りにする。
2 水を切ったキャベツを皿に盛り、3cm角にちぎった海苔をキャベツの上にのせる。
3 最後に醤油を回しかける。

キャベツは、レタス1/4個でも代用できます。お好みでごま油を足しても。

ごぼう梅干し煮

紺谷文乃

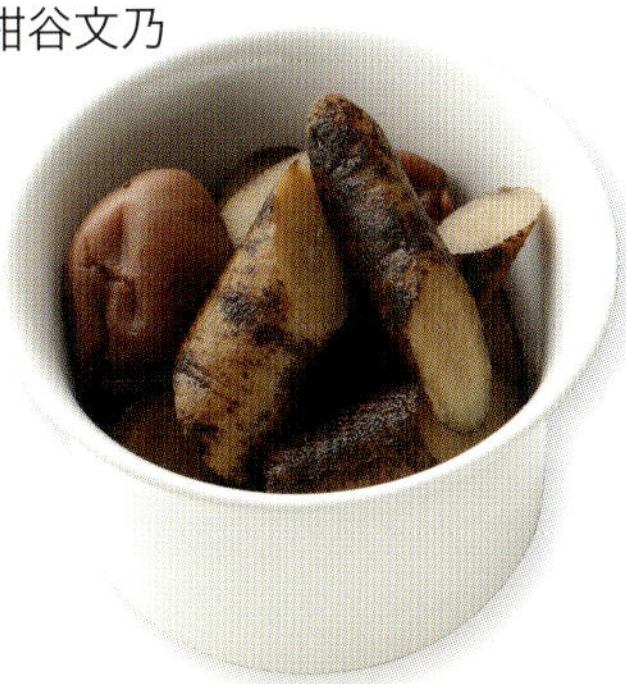

(3人分)
ごぼう／1本　梅干し／大粒1個
みりん／大さじ1(お好みで)　水/適量

1 ごぼうを洗って、ひとくち大に切る。
2 土鍋に切ったごぼうと梅干しを入れる。
3 ひたひたになるぐらいに水を入れて弱火にかける。
4 お好みでみりん大さじ1を加える。
5 水がなくなるまで煮込む。

ごはんのおとも

にんじん味噌

安藤百恵

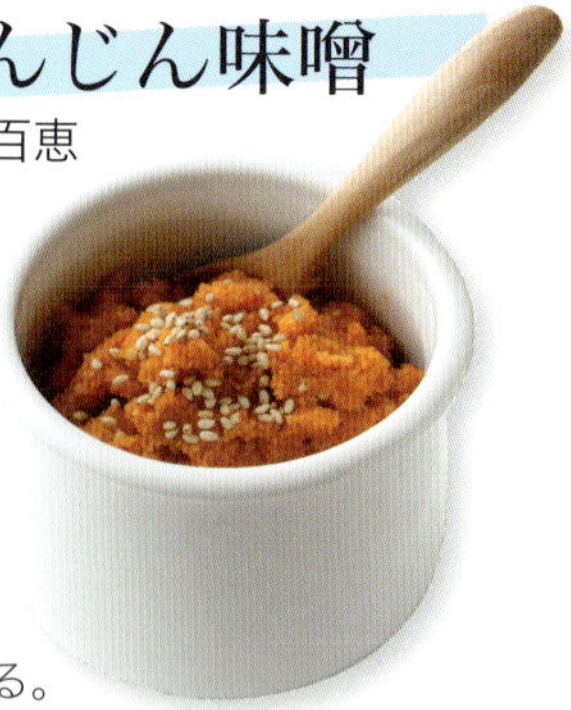

(3人分)
にんじん／中1本　味噌／大さじ1
酒／大さじ1
メープルシロップ／小さじ½
炒りごま（白）／小さじ1
ごま油／大さじ1

1 にんじんをすりおろす。
2 フライパンにごま油を入れ温める。
3 すりおろしたにんじんをフライパンで炒める。
4 3に味噌、酒、シロップを入れ水っぽさがなくなるまで炒める。
5 4に炒りごまを入れてできあがり。

ピーマンの醤油麹あえ

土屋くみこ

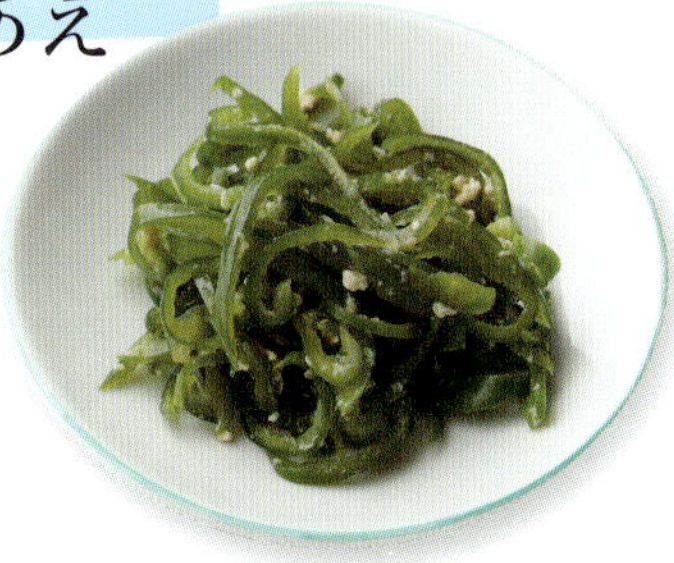

(3人分)
ピーマン／3個
醤油麹／ 大さじ1

1 細切りピーマンを炒めて、醤油麹であえる。

たっぷりきのこ煮

岩間友美

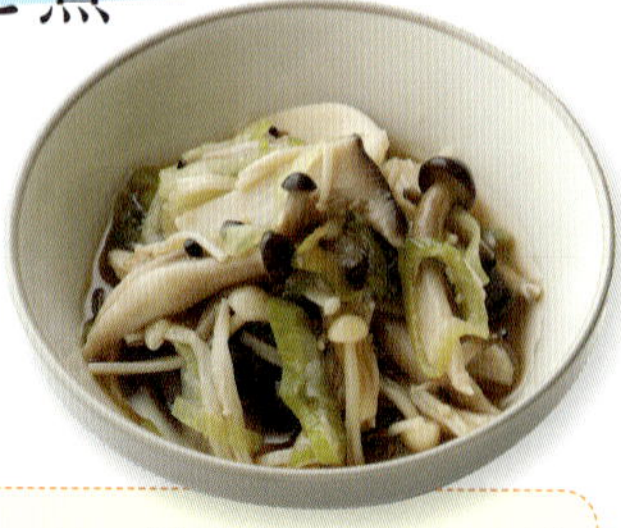

(3人分)
お好きな種類のきのこ
(今回はえのき1袋、まいたけとしめじ各½袋ずつ)
ねぎ／½本・斜め薄切り　水／具材の半分が浸かるくらい
醤油／大さじ½～1　お好みの味噌／大さじ½～1

1 きのこ、ねぎを鍋に入れ、水を具材の半分ほどまで加える。
2 醤油を大さじ½～1加えてふたをし、くたっとなるまで弱火で煮る。
3 火を止めてから、味噌大さじ½～1を溶かし入れてできあがり。

きのこは、天日干ししたものがおすすめです。窓辺に数時間置いておくだけでも、旨味と栄養が凝縮されおいしくなります。

Instructor Recipe

バターなしの小松菜バター醤油炒め

こば ゆき

(3人分)
ごま油または好みの植物油／大さじ1
切り干し大根（6g程度）／大さじ3
小松菜／4株　醤油／大さじ1

1 フライパンにごま油をひいて、はさみで2cm程に切った切り干し大根を入れる。
2 弱火で加熱、少し甘い香りがしてきたら切った小松菜を入れる。
3 醤油で味を付けできあがり。

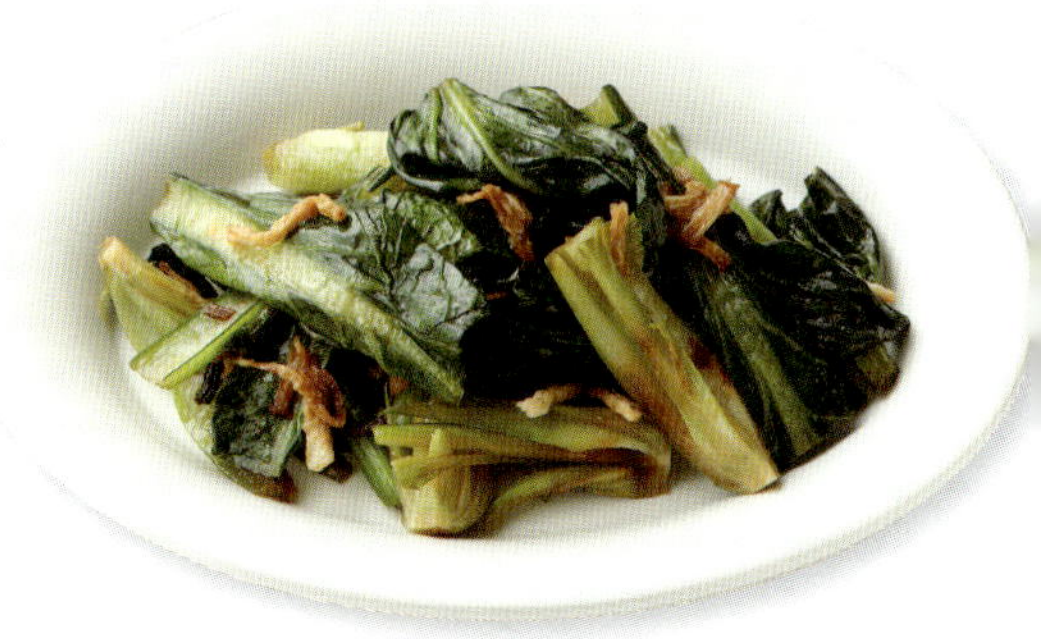

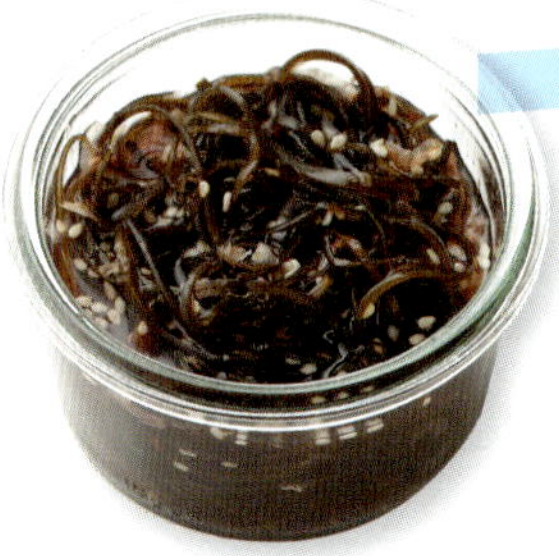

梅酢昆布

あらき ゆうこ

出がらし昆布／ハガキサイズ3枚　梅酢／90mℓ
白いりごま、かつお節など／お好みで

1 出がらし昆布を千切りにして、梅酢に半日ほど漬け込む。
2 お好みでごまやかつお節などを和える。

大根おろしとなめこ

堤 由紀

(3人分)
大根／300g　なめこ／1パック
かつお節／適量

1 大根をすりおろす。
2 なめこをゆでる。
3 1と2にかつお節をまぜ、醤油をかける。

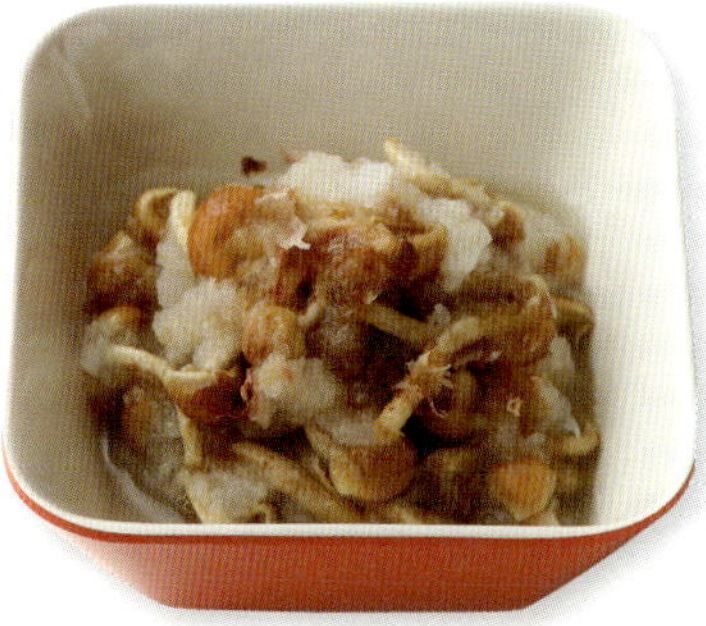

ご飯にかけるとおいしい！

ごはんのおとも

なめたけ

塩田　彩子

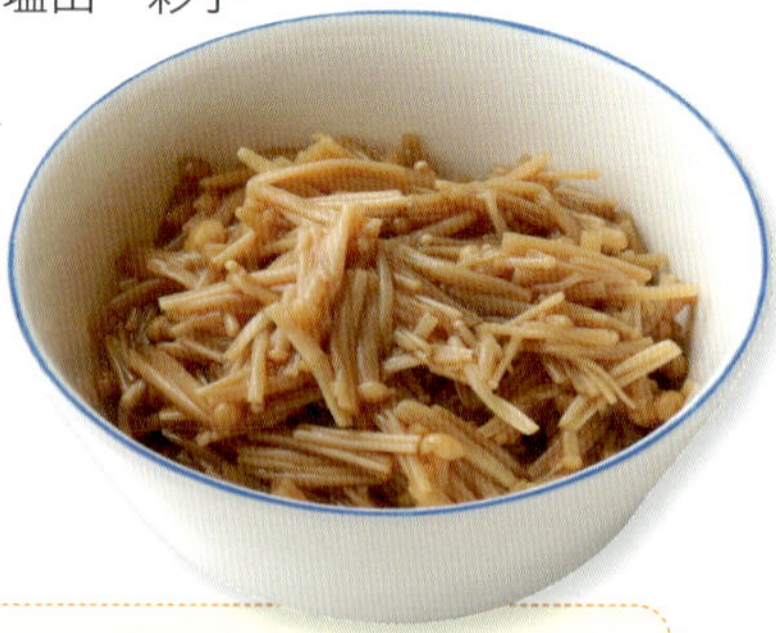

(3 人分)
えのき／一袋　醤油／大さじ 1.5
みりん／大さじ 1.5　酢大さじ／1

1 えのきのいしづきを袋の上から切り落とし、残りを2cm 幅に切る。
2 鍋に 1 のえのきと、醤油、みりんを入れて中火にかける。
3 えのきから水分が出てしんなりしたら、酢を回しかけて火を止める。

市販のなめたけは、砂糖はもちろんのこと、少なからず添加物が使われています。手作りなら無添加で安心です。

ゆず味噌

安達マリ

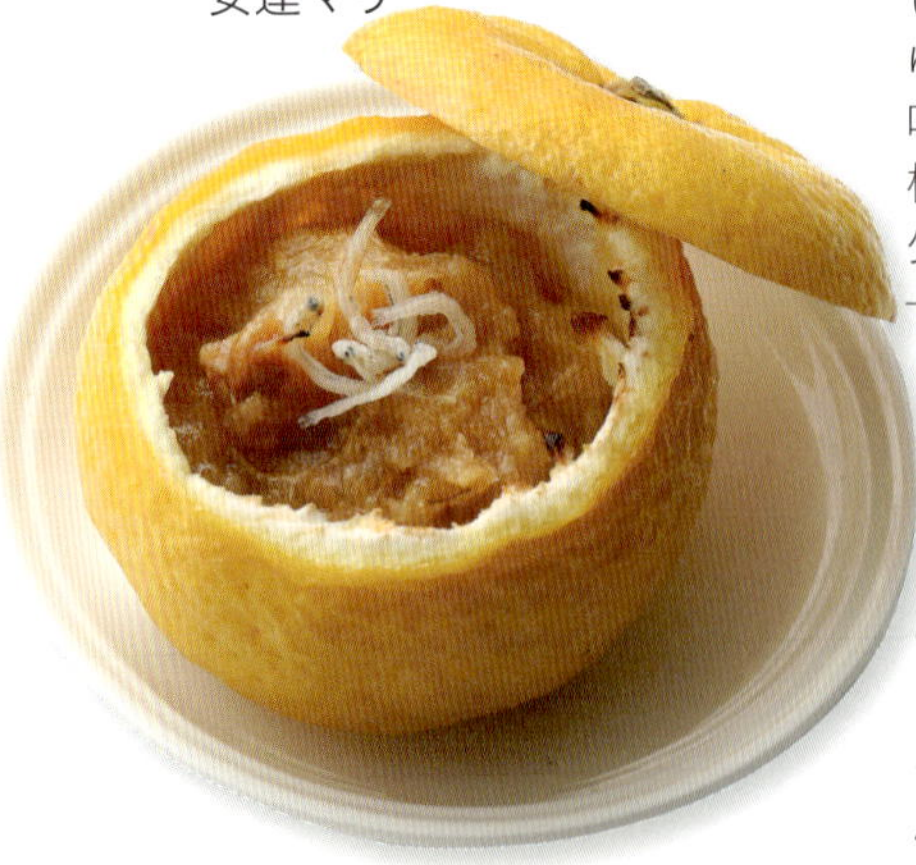

(3 人分)
ゆず汁／３個
味噌／取り出したゆず汁と同量程度
椎茸のいしづき／３個　ちりめんじゃこ／少々　砂糖／少々　みりん／少々

1 ゆずのヘタ部分をふた用として切りとり、皮が破れないように注意しながら、ゆずの中身をスプーンで取り出す。このとき、タネは取り除く。
2 1で取り出した白い部分を食べやすいように、包丁で軽くたたく。
3 椎茸のいしづきをみじん切りにする。
4 2と3にゆず汁、ゆず汁と同量の味噌、ちりめんじゃこをボウルにいれる。
5 砂糖とみりんを加え、味を調える。
6 まぜ合わせた具材を 1 のゆずの器に入れて、オーブントースターで軽く焦げ目がつくまで焼く。

少量の砂糖とみりんを加えることで、ゆずの酸っぱさ、えぐみが消えます。

Instructor Recipe

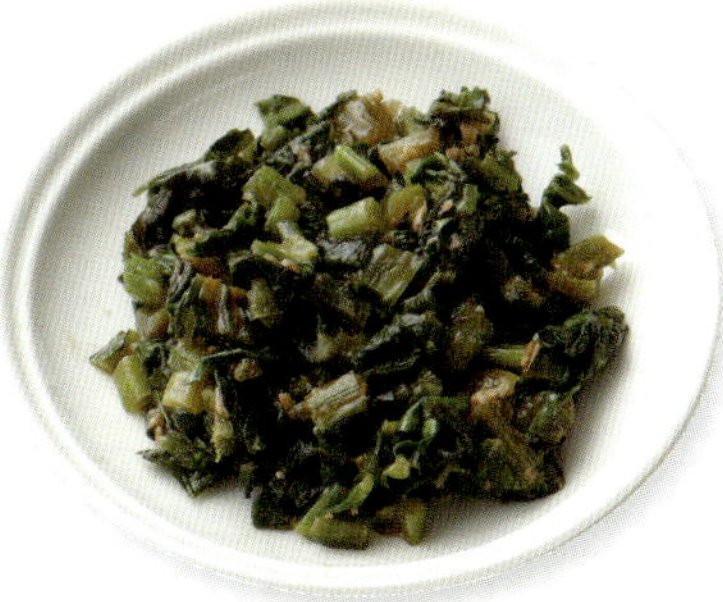

かぶの葉っぱ炒め

紺野莉奈

(3 人分)
かぶの葉っぱ／2本分　味噌／小さじ 1
水／小さじ 1 ～ 2（または　みりん小さじ 1）
白ごま／大さじ 1（なくても OK）
ごま油または好みの菜種油／少々

1 かぶの葉っぱを細かく切る（大きめでも OK）。
2 フライパンに薄く油をひき、かぶの葉っぱを入れて軽く炒める。
3 味噌を水（またはみりん）で溶きながら 2 に加え、煮詰める。
4 ほどよく水分がなくなったら白ごまをふり入れて完成。

こちらの味付けは、かぶの葉っぱ以外にも、小松菜や青梗菜など、葉物にとっても合う味です。

味噌白ごま

ちばまりこ

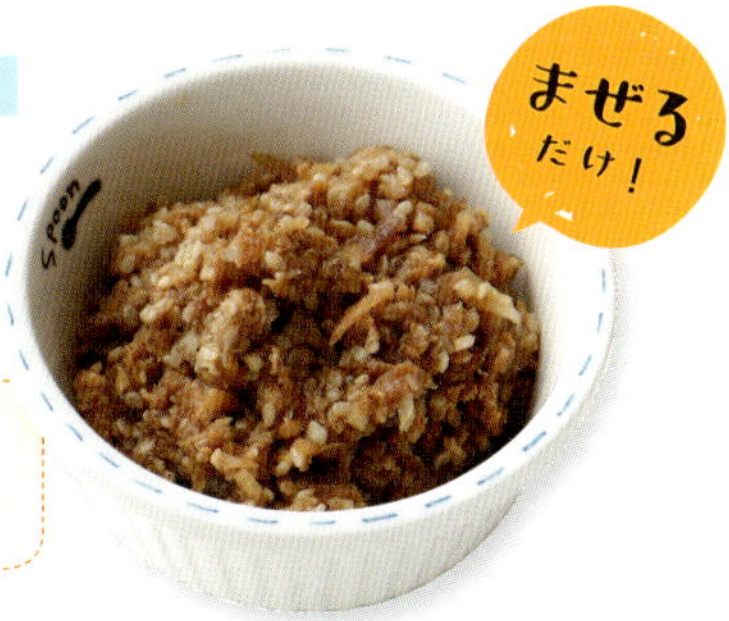

(3 人分)
みそ／適量　かつおぶし／好きなだけ
白ごま／好きなだけ　ミョウガ

小さいお子さん向けにはミョウガを入れなくても OK。ご飯の上にのせてもおいしいです。

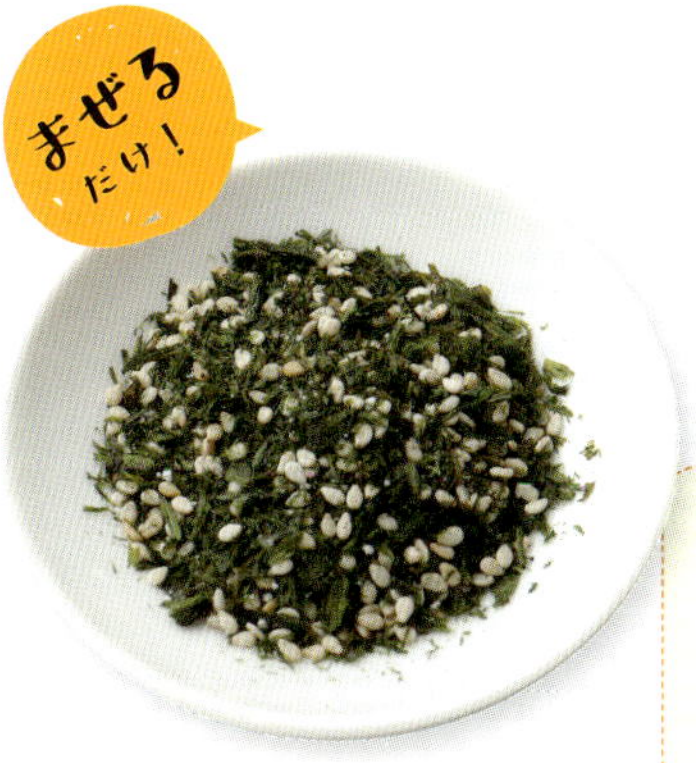

青のりふりかけ

鶴見かずみ

(3 人分)
青のり／小さじ 1　ごま／小さじ 1
焼き塩／小さじ ½

ミネラル豊富な海藻を青のりふりかけなら手軽にとることができます。空き瓶やタッパーに材料を入れてあげれば小さいお子さんでも、シャカシャカ振るだけで楽しくかんたんに作れます。

めちゃうまドレッシング

野菜をおいしく食べるドレッシング

ただ ゆきえ

まぜるだけ！

オリーブオイル／大さじ 1
塩／小さじ ½

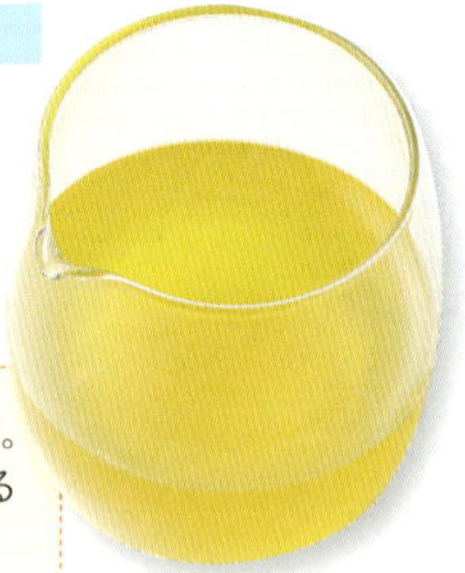

オリーブオイルは冷蔵すると白くなります。常温にすると戻りますが、風味が悪くなるのでぜひ作りたてで！

梅酢のフレンチドレッシング

おかざきふじこ

まぜるだけ！

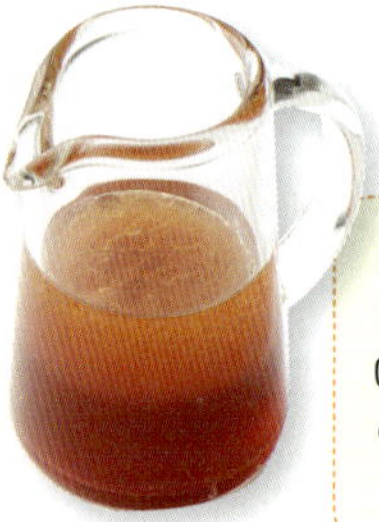

（3 人前）
梅酢／大さじ 1
オリーブオイル／大さじ 1
塩／ひとつまみ
甘酒／大さじ 1

キャベツ、きゅうり、大根などをビニール袋に入れて材料の 0.8% の塩でしんなりさせ、このドレッシングで和えるとマリネ風になります。

ゆず醤油（みかん醤油たれ）

沖和花子

(3 人分)
醤油／ 50mℓ　黒酢／ 50mℓ
ゆず（みかん）／ 2 個（小 2 個）

1 ゆず 2 個（または　みかん小 2 個）を半分に切り、しぼる。
2 醤油 50mℓ 、黒酢 50mℓ と 1 のしぼり汁を混ぜる。

まぜるだけ！

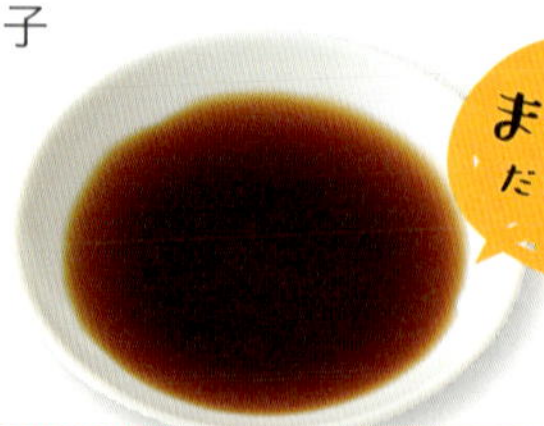

鍋料理のたれ、焼肉のたれ、れんこんソテーにも向いています。ゆずは切る前に、よく揉んでおくと果汁がたくさんしぼれます。

Instructor Recipe

玉ねぎ醤油ドレッシング

古沢あき

まぜるだけ！

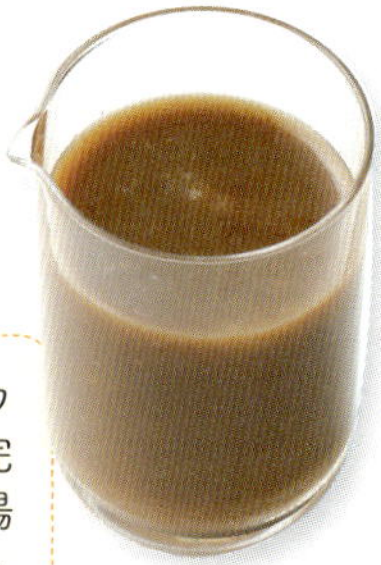

（3人前）
醤油／50mℓ
ごま油／50mℓ
玉ねぎ／中サイズ ¼個

玉ねぎをできるだけ細かくみじん切りにし、ボウルに玉ねぎ、醤油、ごま油を入れよくまぜれば完成です。フードプロセッサーやミキサーがある場合は、みじん切りした玉ねぎと醤油、ごま油を入れて2～3回まぜ、ドロっとなったら完成。

まぜるだけ！

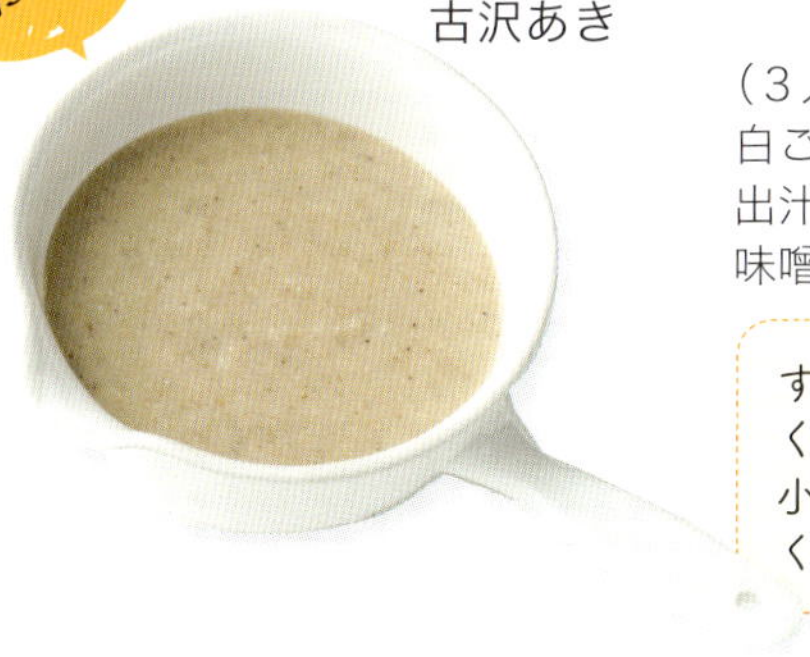

ごま味噌ドレッシング

古沢あき

（3人前）
白ごま／大さじ2
出汁（こんぶ、干ししいたけ）／50mℓ
味噌／大さじ1

すりごまに出汁と味噌を入れて、よくすり合わせて完成。お好みで醤油小さじ2を入れるとさらにおいしくなります。

中華風ドレッシング

しょうだじゅんこ

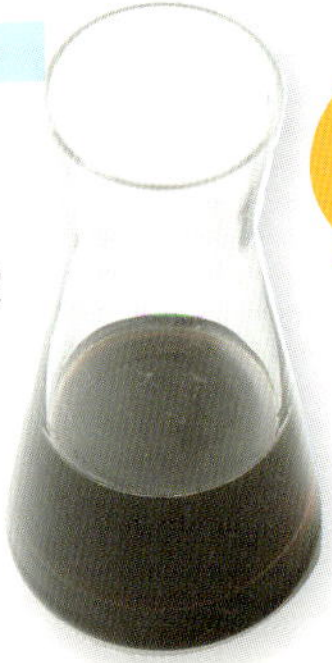

まぜるだけ！

はちみつ／小さじ1　醤油／小さじ2
酢／小さじ1　ごま油／小さじ1

きゅうりや、ゆでたもやし、春雨によく合います。

タレ・おやつ・おつまみ

便利すぎる麻薬ダレ

矢野尚美

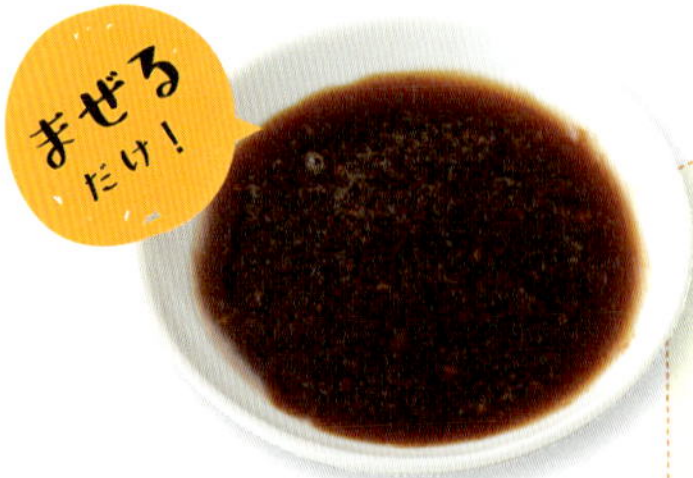

(3 人分)
にんにく 1 ：生姜 1 の割合
ミキサーが回るくらいの醤油

ミキサーでガーっと回すだけでつくれる万能タレ。炒飯、大根ステーキ、れんこんステーキ、唐揚げの下味、スープの隠し味に。みりんでのばして、焼き肉や蒸し野菜のタレとしても。

野菜の酢味噌炒めタレ

常住香織

(3 人分)
味噌・甘酒・酢／それぞれ大さじ 1

好みの野菜（れんこん、さつまいも、玉ねぎ、小松菜など）を油で炒め、タレをからめてできあがり。仕上げに水で溶いた葛粉を入れると野菜にタレがよく絡まり、よりおいしくなります。

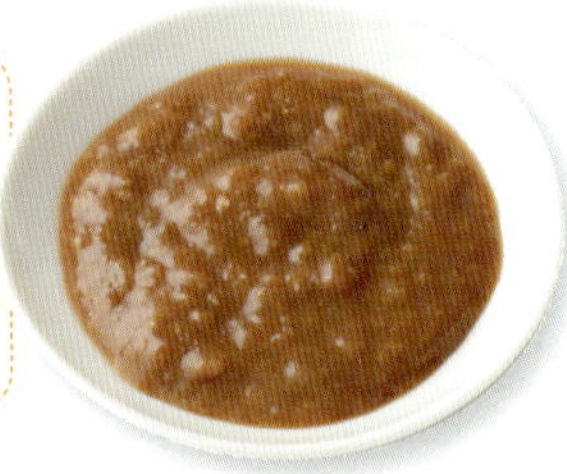

なんちゃって オニオンフライ

こば ゆき

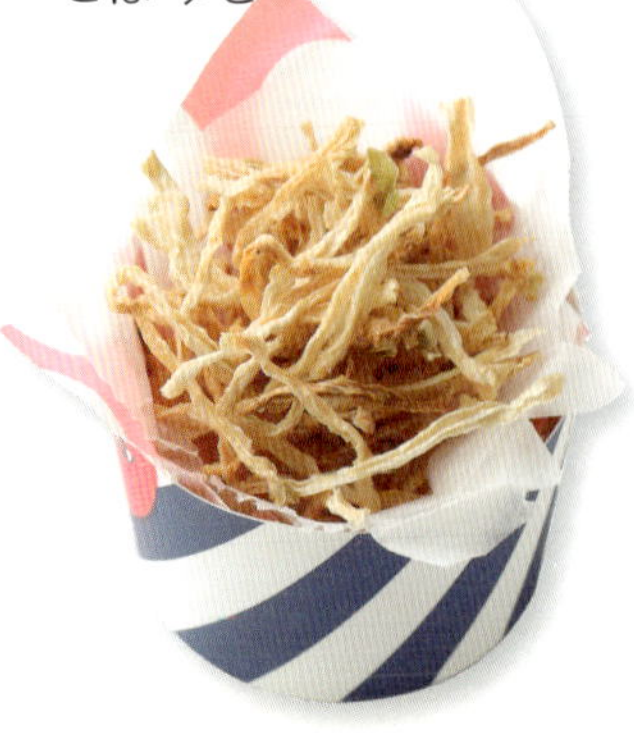

(3 人分)
ごま油または好みの植物油／大さじ 1
切り干し大根（6g 程度）／大さじ 3

1 フライパンにごま油をひき、1cm ほどに刻んだ切り干し大根をフライパンに入れ弱火にかける。
2 焦げないよう混ぜながら 1 分ほど加熱、きつね色になったらできあがり。

焦げやすいので、加熱するときには注意が必要です。ポテトや揚げ物が食べたいときのおやつに最適。

卵・乳・砂糖不使用
フレンチトースト
宮澤めぐみ

(3 人分)
余った食パン、残ってカチカチになった
フランスパンなど
(食パン／約 3 枚
フランスパン／約 6 ～ 8 枚)
かぼちゃ／ 50g
豆乳もしくはライスミルク／ 200mℓ
メープルシロップ／大さじ 2

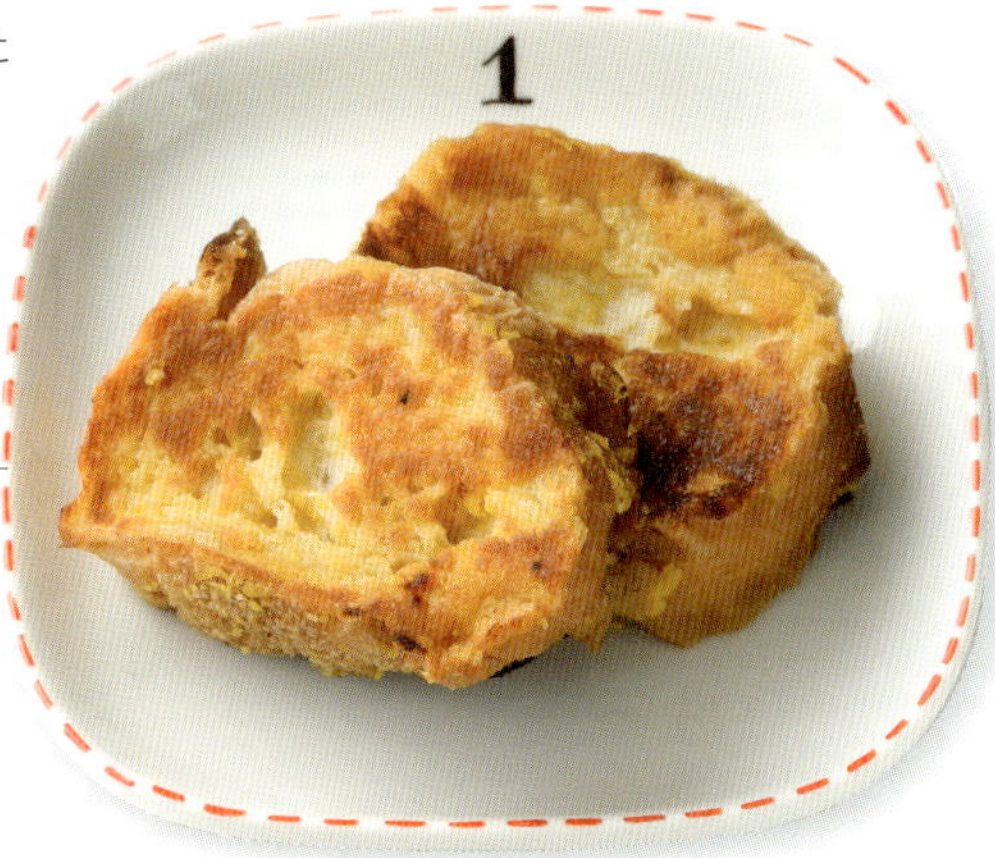

---

1 かぼちゃは蒸して、潰しておく。
2 1のかぼちゃに、豆乳もしくはライスミルクとメープルシロップをまぜ合わせる。
3 2にパンを漬け込む。
4 トースターで焼く。

子どもの噛むチカラを養う！
ごぼうチップス
宮澤めぐみ

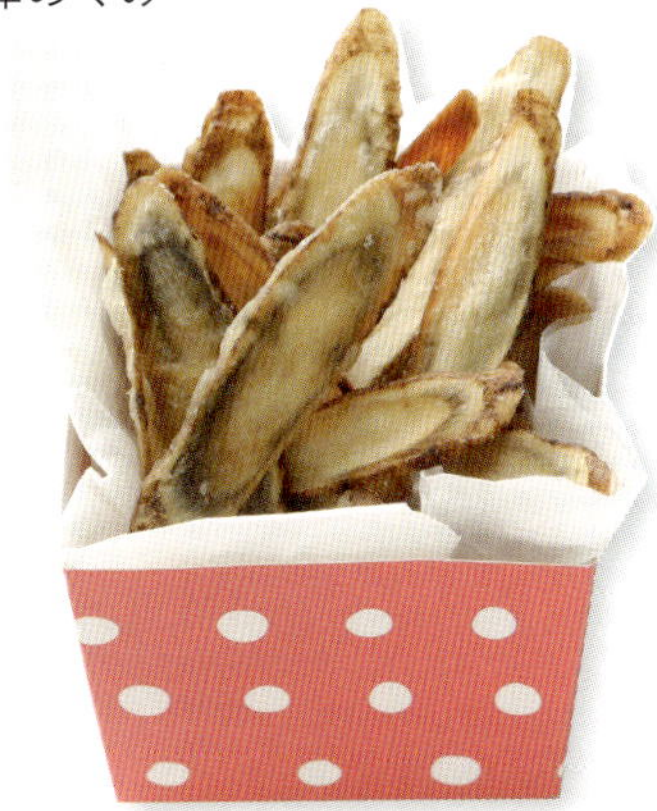

(3 人分)
ごぼう／1 本　米粉／大さじ 3
焼き塩／ひとつまみ
菜種油もしくは米油／鍋底に 1 cm くらい

---

1 ごぼうを洗い、ななめ切りにする。
2 切ったごぼうと米粉をビニール袋に入れて振り、ごぼうに米粉をまぶす。
3 2を油でカリカリになるまで揚げ焼きする。
4 最後に焼き塩を振ってできあがり。

焼き塩とは、その名のとおり塩を焼いたもの。にがりを含む塩はしっとりしているので、水分をとばすとサラサラとして均一に塩を振りやすくなります。

おわりに

「レシピ本を出しませんか」

こんなオファーを頂いたとき、私の反応は、オファーを頂いてうれしい、と思うのと同時に、「レシピ!?!?」という困惑がありました。なぜなら食べトレには、レシピ本となるような凝ったレシピがないからです。私自身、食べることが大好きで、料理は嫌いではないものの、決して得意ではありません。どんなお料理教室に行ってもいつも劣等生で、仲間の生徒さんから助けてもらってばかりでしたし、どうしても自分のなかで料理の腕を磨く、というところに気持ちが乗らなかったので、いつまでも料理のスキルはあがらずじまいでした。

しかし、おいしいものを食べたい気持ちは誰にも負けません。だけど難しいレシピはつくれません。そこで私がしたことは、これら難しいレシピを、どうやったらどこまでもかんたんに、シンプルにすることができるか、ということ。どんなにめんどくさがりで不器用な私でも、おいしく食べられるためにはどうしたらいいんだろうと、そこを真剣に研究してきました。なので、凝ったレシピもなければ、キラキラレシピもない。こんなのでレシピ本になるんだろうか？だけど、編集の方はおっしゃってくださいました。

「それが、いいんですよ！」と。難しくて凝ったレシピは、得意な人たちに任せておけばいい。私は、「料理が苦手！」という方に向けて、「こんなに簡単でいいんだよ」というメッセージを発信すればいいんだということを、教えていただきました。

そのためこのレシピ本には、２ステップでできるような、かんたんなレシピばかりを集めました。毎日の日常のご飯は、ごちそうでなくていい。手が込んでいなくとも、そこに愛情がしっかりと込められていて、しみじみと美味しさを感じるものであることが必要だとは思っています。私が提唱している「食べトレ」食事法は、

＊料理の手間暇は最小限に
＊食材のおいしさを最大限に引き出し
＊お子さんの能力を引き出す

です。そのため、レシピどおりに作ることがゴールなのではなく、お子さんがおいしくぱくぱく召し上がって、どんどん体が丈夫になって、前向きな気持ちが育っていくこと、毎日の食卓が笑顔に満ちたものになることをゴールとしています。

この本のレシピは、便宜上分量を記載していますが、本来すべて「適量」です。普段の忙しい日常で、毎日立つキッチンで、きっちり計量なんてできるわけがない！　いつも適当、目分量、最終判断は味見、です。忙しいお母さんたちも、普段このように食事をつくっているのではないでしょうか。そのため、分量はあくまで目安です。同じ素材でも季節によって味は変わります。どうかこちらのレシピに振り回されず、ご家庭で「おいしい味」を見つけていってくださいね。

空前の健康ブームといわれるけれど、日本の糖尿病患者とその予備軍を合わせると全国民の10％にものぼるというデータもあります。さらに、二人にひとりは何らかのアレルギーがあるとされる時代。私たちは健康どころか、どんどんそこから遠ざかっているのではないでしょうか。

そのなかで子どものための食となると、「栄養をたくさんとらせないといけない」とか「お砂糖は食べさせちゃいけない」とか「添加物はどうなの？」みたいな、やらなければいけないことや、気にしなければいけないことが多すぎます。確かに栄養や食習慣づくりというのは大事なことですが、それらに振り回されすぎて、本来の食の目的である「健やかなココロとカラダをつくり、人生を豊かにする」ことが、遠くなってしまっているような気がします。本来、人を健康で幸せにするのは、そんなに複雑なものでなくていいはずです。毎日の食という、小さいけど、だけど一生続く習慣をほんの少し変えるだけで、それが人生のなかで大きなインパクトをもつと、私は信じています。

この本が、読者の皆さまとそのご家族にとって、何かのきっかけになり、食は楽しくておいしいもの、そして何よりも大事なものだと感じていただければ幸いです。

最後に本書の出版に関しまして、子育ての先輩である田所雅子さん（一般社団法人マザーボイスアカデミー協会代表）に、いつも温かい応援とサポートをいただき、誠に感謝いたします。また、いつも活動を支えてくれる食べトレのインストラクターたちをはじめ、夫、姉、母、そしてなにより一番のインスピレーションをくれる息子には、感謝の気持ちでいっぱいです。

子どもの才能を引き出す2ステップレシピ

2019年7月30日　初版第1刷発行

著　者　ギール里映

発行人　海野雅子

発行所　サンルクス株式会社
〒136-0076
東京都江東区南砂1-20-1-403
電話 03-6326-8946

発　売　サンクチュアリ出版
〒113-0023
東京都文京区向丘2-14-9
電話 03-5834-2507

調理スタッフ　中根瑶子
佐々木亜矢子
土屋くみこ
鶴岡ひとし
近藤美里
しょうだじゅんこ

撮　影　伊藤高明

スタイリング　ダンノマリコ

イラスト　坂木浩子（株）ぽるか

編集・デザイン・イラスト　サンルクス制作室

撮影協力(器)　UTUWA 03-6447-0070

印　刷　株式会社シナノ

ISBN978-4-86113-696-2 C2077